Krebs: Dieses Wissen könnte dein Leben retten

AF186756

Vorwort

Krebs ist nach Herzkreislauferkrankungen die Zweithäufigste Todesursache weltweit. Allein in Deutschland starben laut dem Statistischen Bundesamt im Jahr 2016, 230.700 Menschen daran. Diese Zahl ist gewaltig und sehr schockierend. Die Diagnose Krebs ist das Schreckgespenst schlechthin, wo auch immer man ist, ständig hört man, dass jemand daran erkrankt ist. In deinem Inneren hast du denjenigen oft schon abgeschrieben. Das natürlich nicht ohne Grund, denn die von den Medizinern empfohlene und von den Krankenkassen übernommene Kosten der Behandlungen, beschränken sich auf nur 3 Methoden, Chemotherapie, Bestrahlung und Operation. Wobei die beiden ersten hochtoxisch und lebensgefährlich sind. Dass dies so ist, weiß ich aus eigener Erfahrung, denn mein Onkel starb im Jahr 2012 an einer zu hoch dosierten Chemotherapie. Natürlich war er laut offizieller Stelle, an Krebs gestorben und wurde natürlich im Jahr 2012 in der, Tod durch Krebs Statistik geführt, dabei weiß ich ganz genau das er an der Therapie und nicht an der Krankheit starb. Die von der Universitätsmedizin bevorzugten Behandlungen sind so zu sehen, als würde man mit Atombomben auf Spatzen jagt machen. Ich werde dir in diesem Buch die wahre Ursache von Krebs zeigen. Es gibt einen erkennbaren roten Faden, der logisch und schlüssig ist. Ich werde auch aufzeigen, warum sich die Universitätsmedizin auf nur 3 Behandlungsmethoden beschränkt und alle anderen Methoden mehr oder weniger abgelehnt werden. Die Ursache liegt nämlich in der Macht der Pharmaindustrie und der Verstrickung von Forschung, Wirtschaft, Politik und einer allmächtigen Finanzlobby. Ich möchte mit diesem Buch dafür sorgen, dass die Alternativen einen starken Zulauf bekommen und den Menschen endlich die Angst vor Krebs genommen wird. Ich werde auch auf das Gesetz der Resonanz und die Quantenphysik eingehen, das ist notwendig um das große Ganze zu verstehen. Keine Sorge ich werde dich nicht mit einem Akademischen Fachwissen langweilen, sondern werde versuchen alles so allgemein verständlich wie möglich zu erklären, dabei werde ich mich auch nicht in unendlich langen und komplexen Ausführungen verlieren. Du hast genauso wie ich, keine Zeit zu verschenken.

Einführung

Der ehemalige amerikanische Präsident Richard M. Nixon erklärt in einer State of the Union Rede aus dem Jahr 1971 dem Krebs den Krieg. Seit dieser Zeit hat sich eigentlich nichts geändert. Die Neuerkrankungen und Todesraten stiegen bis zum heutigen Tag immer weiter an. Laut dem Deutschen Krebsforschungszentrum gab es im Jahr 2014 - 476.120 Neuerkrankungen. In Deutschland war im Jahr 2014 jeder Vierte Todesfall Krebs bedingt, das waren 222.972 Menschen. Alleine in den USA wurden über 200 Milliarden Dollar in die Krebsforschung gesteckt, ohne auch nur ein nennenswertes Ergebnis zu erzielen. Allein von 2008 bis zum Jahr 2018 waren es 210 Milliarden Euro an Forschungsgeldern weltweit. Wie ist es möglich, dass trotz dieser gewaltigen Geldmenge, bisher noch kein effizientes und vor allem ungiftiges Medikament entwickelt werden konnte? Weltweit wurde ein gewaltiger Aufwand betrieben, um endlich diesen Dämon namens Krebs zu besiegen. Alles umsonst! Ich kann dich beruhigen, würde das Wissen und die Therapien die existieren angewendet werden, dann müsste eigentlich kein Mensch mehr daran sterben. Die wahre Ursache von Krebs wurde schon in den 80er Jahren des 20. Jahrhunderts entdeckt und auch wissenschaftlich bestätigt. Behandlungen und Nahrungsmittel die erfolgreich bei Krebspatienten angewendet wurden, gibt es viele. Warum glaubt die Mehrheit der Bevölkerung, dass diese Therapien nicht so gut wirken wie Chemotherapie oder Bestrahlung? Von den unglaublich vielen nachweisbaren Fällen erfahren sie in den Medien so gut wie nichts. Ich will jetzt nicht mit irgendwelchen Verschwörungstheorien kommen, dass unsere Medien kontrolliert sind. Es findet aber eine Einflussnahme statt und es besteht ein Systembedingter Druck, der dazu führt, dass verschiedene Fakten ignoriert oder als Lüge bzw. Verschwörungstheorie gebrandmarkt werden. Es werden gewisse Heilungen oder Therapien auch gerne in die Ecke der Esoterik geschoben. Ich fange mal mit der Erklärung unseres Finanzsystems an. Keine Sorge, ich versuche die Sachverhalte so einfach und kurz wie möglich zu halten, sodass es jeder versteht.

**Geld kommt durch Verschuldung in Umlauf. Wenn eine Bank einen Kredit vergeben möchte, dann kann sie es entweder in dem sie genug Kundeneinlagen hat oder sie leiht sich das Geld von der Zentral bzw. Notenbank. Es besteht also immer eine Rückzahlung von Schulden. So gut wie alle großen Wirtschaftsteilnehmer haben Schulden, die in Form von Anleihen auf dem Kapitalmarkt gehandelt werden. Man hört nur von den riesigen Summen die verdient werden, aber auch diese Konzerne haben Schulden. Das Geldsystem weltweit ist nämlich so aufgebaut, das Geld nur durch Verschulung in Umlauf kommt. Jedem Geldvermögen steht eine gleichgroße Schuld gegenüber und diese Schuld muss zurückgezahlt werden. Die Geldvermögen wachsen durch den Zinseszins Effekt immer weiter. Diese Zinsen müssen in der realen Wirtschaft erarbeitet werden. Es entsteht durch unser System ein großer Zwang. Der Druck, die Schulden inklusive der Zinsen zurückzuzahlen ist Gewaltig. Die zu zahlenden Zinsen werden von den Banken nicht geschöpft, das heißt, dieses Geld fehlt. Ein Wirtschaftsteilnehmer der seine Schulden inklusive der Zinsen zurückzahlt, muss dieses Geld also jemand anderem wegnehmen. Dies bedeutet, dass andere unter die Räder

kommen, denn Geld um die Zinsen zurückzuzahlen kann nur durch weitere Kredite zur Verfügung stehen, die natürlich ebenfalls verzinst sind. In diesem System gehen zwangsläufig Unternehmen bankrott und Privatleute können ihre Schulden nicht mehr zahlen und müssen Insolvenz anmelden. Noch dazu muss man sagen, das bei dem Zurückzahlen der Schulden natürlich wieder Geld in dem System fehlt, da der gesamte Geldfluss nur durch Verschuldung aufrechterhalten werden kann, es müssen in diesem System zwangsläufig Kredite aufgenommen werden. Was passiert, wenn das nicht mehr der Fall ist, haben wir bei der Finanzkrise 2008 erlebt, als sich die Banken selbst untereinander nicht mehr trauten und niemand mehr Kredite vergeben wollte. Der gesamte Geldmarkt war ausgetrocknet und viele konnten sich nicht mehr durch kurzfristige Kredite finanzieren. Damals gingen unsere Bundeskanzlerin Angela Merkel und unser damaliger Finanzminister Peer Steinbrück vor die Kameras und gaben eine Garantie für die Gesamten privaten Spareinlagen ab. Das ist natürlich unmöglich, solch eine Garantie abzugeben, war aber ein Mittel wieder Vertrauen in die Märkte zu bringen.
**Du fragst dich bestimmt, was das Ganze jetzt eigentlich mit Krebs zu tun hat. Man muss gewisse Dinge verstehen, um die Zusammenhänge zu begreifen. Auch die Pharmaindustrie hat gewaltige Summen in die Entwicklung von Medikamenten gesteckt. Bis ein Medikament am Markt zugelassen wird und dann letztendlich verkauft werden kann, vergehen viele Jahre. Die Umsätze der Branche liegen im 3 Stelligen Milliardenbereich und sollen sich laut dem Handelsblatt bis zum Jahr 2024 noch einmal verdoppeln. Da ist unglaublich viel Geld im Spiel. Die Preise der Medikamente explodieren, das

Hirntumor-Medikament Lomustin z. B. ist absoluter Spitzenreiter, im Jahr 2013 kostete eine einzige Kapsel dieses Medikamentes nur 50 Dollar, was auch schon wahnsinnig viel ist, im Jahr 2017 also nur 4 Jahre später sind die Preise auf 770 Dollar pro Kapsel gestiegen. Wie man sieht ist das ein wahnsinniger Wachstumsmarkt. Menschen deren Leben scheinbar von einem einzigen Medikament abhängt, sind natürlich bereit jeden Preis zu zahlen.

**Jetzt betrachten wir mal wieder das große Ganze, wir wollen schließlich wissen, warum alternative Heilmethoden keine große positive Resonanz bekommen. Wir wissen ja jetzt wie unser Geldsystem weltweit funktioniert, mehr braucht man oft gar nicht um Zusammenhänge richtig einzuordnen, wenn dann noch die menschliche Natur in Betracht gezogen wird, dann ergibt sich ein Bild das höchstwahrscheinlich der Wahrheit entspricht. Die Pharmaindustrie generiert Umsätze im System, wie wir gelernt haben sind die Guthaben der einen Seite die Schulden auf der anderen Seite. Das, was also die Pharmaindustrie an Umsatz macht ist die Kreditschuld irgendeines anderen Marktteilnehmers. Dabei ist es egal ob es eine Privatperson ist, der Staat, oder ein unternehmen. Es ist eine ständige Nachfrage notwendig um das Finanzsystem am Laufen zu halten, wenn diese Nachfrage sprich auch die Umsätze dieser Industrie ausbleiben, entsteht eine Wirtschaftskrise, die einen Zusammenbruch des Weltfinanzsystems zur Folge haben kann. Dies ist einer der Gründe warum es keinen großen Durchbruch bei den alternativen Heilmethoden gibt. Natürlich kann man jetzt einwerfen, dass bei den Alternativen auch Geld verdient wird und eine erhebliche Nachfrage besteht. Aber die Umsätze dieser Industrie kann nicht die Kreditnachfrage ersetzen.

**Es gibt Natürlich noch eine Menge weitere Gründe, die dafür verantwortlich sind das gewisse Wahrheiten nicht ans Licht kommen. Machen wir mal mit Ideologien weiter. Auch die Pharmaindustrie und große Teile der Ärzteschaft haben ihre Grundüberzeugungen und diese sind meistens das Naturheilmittel bzw. Alternative Heilmittel nicht helfen und schon gar nicht gegen Krebs, nur chemische Präparate funktionieren. Ihrer Ansicht nach lohnt es sich auch nicht nähere Untersuchungen anzustellen, es wird von ihnen als reine Zeitverschwendung abgelehnt. Schon gar nicht ist es auch nur in Erwägung zu ziehen, das der Geist, das seelische Gleichgewicht und Wohlbefinden, dabei helfen können wieder gesund zu werden. Für sie sind das alles nur Mechanistische Prozesse. Das sind Weltbilder und Ideologien, die nur sehr schwer zu durchbrechen sind.

**Aber was ist mit der Forschung? Dort wird doch eine Unmenge an Geld reingesteckt um endlich ein Mittel gegen Krebs zu finden. Es kann doch nicht sein das dort nur minimale Fortschritte erzielt werden und es keinen richtigen Durchbruch gibt. Das renommierte Krebsforschungsinstitut DKFZ in Heidelberg forscht schon seit Jahrzehnten ohne eine Lösung vorweisen zu können. Das hat einen guten Grund weshalb das so ist. Vorab muss ich sagen, dass die meisten Ärzte die beim DKFZ arbeiten sicherlich Gute Menschen sind. Die ihre Arbeit genau machen und nicht irgendetwas vertuschen wollen. Diese Ärzte befolgen Anweisungen und führen diese aus, so wie sie es in der Universität gelernt haben, genauso wie wir alle es in der Schule gelernt haben. Dort wird nämlich nicht eigenständiges Denken bzw. das

Erarbeiten von Sachverhalten vermittelt, sondern es wird nur auswendig gelernt. Diese Forscher sind spezialisiert auf ihr Fachgebiet, folgen den Anweisungen und führen ihre Arbeit genau aus. Über den Tellerrand hinauszuschauen und dadurch eine andere Sicht auf die Dinge zu bekommen, daran denken sie gar nicht. Schließlich gibt es keine Alternativen Heilmethoden, die wirksam gegen Krebs sind, ihrer Meinung nach auf jeden Fall. Wenn jetzt mal einer wirklich aufwacht, unangenehme Fragen stellt und eigene Forschung betreibt, die zu dem Ergebnis führen würde das die Alternativen Methoden fantastisch funktionieren. Dann wird die betreffende Person auf irgendeine Art und Weise kaltgestellt. Entweder darf Sie schön weiter arbeiten muss aber, das was Sie erfahren hat für sich behalten oder Sie bekommt ein Schweigegeld und darf sich einen neuen Arbeitgeber suchen. Sollte Sie sich an die Medien wenden, dann gibt es gewisse und schon eingespielte Rufmordkampagnen die man anwenden kann, um Jemand zum Schweigen zu bringen. Sollte das immer noch nicht helfen, kann es passieren, dass die betroffene Person tot aufgefunden wird, es war dann sehr oft ein Unfall oder Selbstmord. Aber wenn die Hintergründe beleuchtet werden und der Tatort näher untersucht wird, finden sich Unstimmigkeiten, die eher auf einen Mord schließen lassen. Wer waren die Mörder, vermutlich professionelle Killer angeheuert von Leuten die viel Geld, Macht und Ansehen zu verlieren haben. Interessante Fälle werden in den Büchern mit den Titeln „Zum Schweigen gebracht!" und „Denn sie wussten zu viel …" von dem investigativen Autor „Andreas von Retyi" vorgestellt. Ein Grund warum z. B. das Krebsforschungszentrum, aber auch

viele andere Organisationen, Unternehmen wie auch staatliche Organe und Strukturen ihre Aufgaben, das effiziente Lösen der Probleme nicht wahrnehmen können und wollen liegt doch eigentlich auf der Hand. Wenn das Krebsforschungszentrum ein Heilmittel für Krebs gefunden hat, wird es nicht mehr benötigt, bei einem jährlichen Budget von 280 Millionen Euro im Jahr 2018 steht da viel auf dem Spiel. Da sind Leute deren einzige Lebensaufgabe und Ideologie es ist ein Mittel gegen Krebs zu finden, die lassen sich das nicht wegnehmen, von niemandem. Das hört sich verrückt an, denk doch noch mal genau darüber nach. In diese Institution fließt eine Menge Geld, es stehen viele Arbeitsplätze auf dem Spiel und es besteht logischerweise wieder eine systemische Kreditnachfrage. Viele Leute würden auch ihr Gesicht verlieren, sie wären sogar der absoluten Lächerlichkeit preisgegeben, wenn herauskommen würde das Millionen Euro und ein gewaltiger Personalaufwand, vollkommen unnötig gewesen war, Jahre verschwendet wurden und Millionen Menschen umsonst gestorben sind. Du meinst ich übertreibe, es wäre schön wenn es so wäre.
**Die aller meisten Menschen sind folgendermaßen gepolt, entweder sie verhindern etwas Aktiv, weil sie merken das ihr Geld, ihre Macht und ihr Ansehen verloren gehen, falls etwas öffentlich wird, dafür gibt es die verschiedensten Mittel, vom Zerstören des Rufs durch eine Lügenkampagne, das Erkaufen des Schweigens, die ganz Hartnäckigen, die sich nicht abhalten lassen werden wie schon erwähnt auch gerne mal mithilfe eines Auftragskillers aus dem Weg geräumt. Es gibt natürlich noch die anderen, deren mechanistisches Weltbild einzustürzen droht. Denn es bedeutet, die ganze Arbeit und

Zeit war verschwendet, womöglich war sogar das Studium nahezu umsonst. Das lassen diese Menschen nicht zu, denn es ist ihr Lebenszweck, ihr Lebenssinn, ihre Wahrheit. Niemand der antritt ein Problem zu lösen und dadurch Macht, Geld, Ansehen oder auch nur einen Lebenssinn bekommt wird wirklich dieses Problem lösen. Die Polizei hat kein Interesse daran, das es keine Verbrechen mehr gibt, das Robert Koch-Institut hat kein Interesse daran, das es keine Infektionskrankheiten mehr gibt, die Drogenbehörden haben kein Interesse daran, das keine Drogen mehr ins Land kommen usw., das würde sich jetzt ewig fortsetzen lassen. Mach dir selbst ein Bild, ich übertreibe nicht. Niemand der antritt ein Problem zu beseitigen und dessen Geld, Macht und Ansehen abhängig ist von der Existenz des Problems wird jemals auch nur in Erwägung ziehen das Problem zu lösen, es werden Scheinlösungen geliefert, meist solche, die noch höhere Geldmittel nötig machen. So ist es auch mit der Pharmaindustrie.

**Bei allen Alternativen hat weder die Pharmaindustrie noch der medizinische Komplex, sprich die Infrastruktur mit Krankenhäusern und Ärzten die Möglichkeit Umsätze in so gigantischer Höhe zu machen. Es ist vollkommen einfach zu verstehen, der Medizinisch-Pharmazeutische Komplex ist darauf ausgelegt das Menschen krank sind, umso mehr Kranke es gibt, je besser ist es, umso mehr Krankheiten es gibt, je mehr Medikamente werden benötigt. Das ist alles eine gewaltige Einnahmequelle. Wo kämen wir da hin wenn die Leute nicht mehr zum Arzt gehen würden, weil sie sich selbst kurieren könnten. Es stehen nicht nur Millionen Arbeitsplätze auf dem Spiel, sondern auch das Weltfinanzsystem. Es käme zu einer nie dagewesen, ökonomischen Krise. Du denkst wieder ich übertreibe, glaube mir, nicht im Geringsten. **Nahezu die gesamte Medizin gründet auf tausenden Hypothesen die von fragwürdigen Statistiken untermauert werden. Du fragst dich warum, die großen sogenannten Massenmedien nichts davon berichten. Es bestehen zu viele Verflechtungen die deren eigene Existenz bedrohen würde, falls sie etwas berichten, womit sie jemandem zu sehr auf die Füße treten würden. Es ist auch so, dass investigativer Journalismus in der heutigen Medienlandschaft überhaupt nicht mehr stattfindet. Die meisten Informationen sind ungeprüft, ungefiltert und stammen oft von nur einer einzigen offiziellen Quelle. Wir glauben doch tatsächlich, dass die meisten Nachrichten und Informationen die wir über die Massenmedien beziehen, also über Zeitschriften wie dem Spiegel oder über Sender wie ARD ZDF RTL usw. der Wahrheit entsprechen. Es geht oft nicht um die Information an sich, sondern meistens um die Hintergründe. Bei Krieg z. B., das Liefern falscher Kriegsgründe, Veröffentlichung falscher Opferzahlen usw. In vielen Fällen liegt die Lüge auch im Unterlassen und verschweigen bzw. in der einseitigen Berichterstattung, in dem z.B. nur die Negativen Dinge über eine Person aufgezeigt werden, aber weltverändernde Entdeckungen verschwiegen werden. Sie fragen sich bestimmt, warum eine große Zeitschrift etwas verschweigen sollte, wenn es doch ihre Auflagen massiv erhöhen würde. Jeder Sender und auch die Zeitschriften und Zeitungen sind abhängig von Werbung. Wenn etwas veröffentlicht wird, das Systemrelevant ist und sozusagen Sprengstoff ist, weil es extrem einflussreiche und mächtige Menschen in eine unangenehme Situation bringen würde, dann werden diese Nachrichten nicht so gebracht, das dies geschehen kann. Denn die Werbung bringt sehr viel Geld und wenn einige ihre Anzeigen zurückziehen würden, dann könnten wahrscheinlich einige Verlage und Nachrichtensender ihre Türen für immer schließen. Viele Journalisten und Redakteure wurden in der Vergangenheit bereits gekündigt weil sie etwas Unangenehmes geäußert haben, oder weil sie sich wie im Fall Eva Herman nicht für eine falsche Zitierung der Medien entschuldigt haben. Es herrscht in der Medienlandschaft also ein Klima der nackten Angst. Es wird auch vieles Instrumentalisiert, weil es gerade in die politische Agenda passt. Das bedeutet natürlich nicht, dass es eine politische Kontrolle gibt. Aber sehr wohl eine Kontrolle des Finanzkapitals. Übrigens gibt es auch Mutmaßungen das Geheimdienste eine nicht unerhebliche Kontrolle auf die Medienlandschaft ausüben. Der Springerverlag konnte angeblich nur mit 7 Millionen Dollar Startkapital des US Auslandsgeheimdienstes CIA gegründet werden. Es ist ganz einfach so und es wäre mehr als kindisch zu glauben, dass die Leute, die das Geld bereitstellen nicht auch Einfluss ausüben. Dabei gibt es absolut keine Ausnahme, wusstest du eigentlich, dass die SPD an sehr vielen Verlagen beteiligt ist. Glaubst du wirklich, dass da keine politische Einflussnahme stattfindet? Es tut mir leid, ich würde es verbieten, dass sich Parteien überhaupt an irgendwelchen Unternehmen beteiligen dürfen. Ich glaube natürlich nicht, dass die SPD vor allem in ihrer momentanen Situation die Medien so stark beeinflussen kann, das machen wohl eher die vielen Lobbyisten mit den Taschen voller Geld.

**Es tut mir leid, dass ich dich mit diesen Themen nerven muss, aber es ist essenziell wichtig um offen für das zu sein, was du noch erfahren wirst. Wir beginnen gleich mit dem ersten Kapitel, und zwar mit der Quantenmechanik. Du denkst dass dieses Kapitel langweilig und vollkommen unnötig ist, da liegst du absolut falsch. Dies ist das mit Abstand wichtigste Kapitel überhaupt.

Quantenmechanik

Die Mehrheit der Menschen auf unserem Planeten ist davon überzeugt, dass gewisse Ereignisse und Schicksalsschläge von einer externen Macht, nennen wir sie Gott gesteuert werden. Deine Eltern sind bei einem Autounfall ums Leben gekommen, wem wird die Schuld dafür gegeben, natürlich Gott. Oder du fragst dich, warum du immer wieder Beziehungen mit Männern eingehst, die dich schlagen. Du denkst, dass das Leben es nicht gut mit dir meint und verharrst in einem Zustand von Selbstmitleid und Angst. Was ich dir jetzt sagen werde ist wissenschaftlich bewiesen und lässt absolut keinen anderen Schluss zu. Alles was existiert, jeder Baum, jedes Haus, jede Person, jedes Ereignis, absolut alles ist nur deshalb von dir wahrnehmbar und erfahrbar, weil du es selbst erschaffen hast. Das hört sich verrückt an, ist aber die Wahrheit, denn sonst könnte man viele Geschehnisse nicht erklären.

**Ich werde dir das mal anhand des Doppelspaltexperimentes aus der Quantenmechanik verdeutlichen. Dieses verblüffende Experiment ließ unsere Welt und das, was wir als Realität verstehen, in einem vollkommen anderen Licht erscheinen. Stell dir folgendes vor, man schießt kleine Kügelchen willkürlich mit einer Kanone auf eine Wand mit einem Schlitz, dahinter steht eine Projektionsfläche. Sobald die Kugeln durch den Schlitz durchfliegen und auf der hinteren Projektionsfläche auftreffen ergibt sich das Muster des Schlitzes. Wenn man das Ganze mit 2 Schlitzen versucht, dann sieht man auf der hinteren Wand die Struktur der 2 Öffnungen durch die die Kugeln geflogen sind. Wenn man das Ganze mit

Lichtwellen macht, dann entsteht auf der Projektionsfläche ein Muster das an der Stelle am stärksten ausgeprägt ist, an der die Wellen durch den Schlitz kamen. Das heißt, wenn man annimmt, dass der Schlitz in der Mitte der Wand ist und die Wellen logischerweise frontal auf die Wand gesendet werden, dann wird das Muster auf der hinteren Fläche in der Mitte stärker und je weiter es an den Rand geht immer schwächer. Jetzt fügt man einen zweiten Schlitz hinzu und sendet wieder Lichtwellen hindurch, jetzt ergibt sich ein sogenanntes Interferenzmuster. Das liegt daran, dass sich die Lichtwellen überlagern, dadurch werden einige verstärkt abgeschwächt oder ausgelöscht. An der Spitze, an der sich die Wellen treffen ist das Muster an der Projektionsfläche am intensivsten an den Rändern wird es immer Schwächer bis es nicht mehr zu erkennen ist. So was passiert jetzt, wenn wir den Versuch mit Elementarteilchen sprich den Elektronen wiederholen. Normalerweise müssten, an der Stelle an der die Elektronen hindurchfliegen, an der hinteren Wand die 2 Schlitze abgebildet sein, so wie das bei den Kügelchen war. Das war aber nicht der Fall, es geschah etwas sehr Seltsames, denn es entstand ein Interferenzmuster wie bei einer Welle, obwohl man die Elektronen nochmal, diesmal langsam nacheinander auf die Wand schoss, änderte sich nichts, es war ein Interferenzmuster zu sehen. Das war unglaublich, denn irgendwie schienen die Elektronen durch beide Schlitze gleichzeitig zu fliegen. Sie verhielten sich also genauso wie die Lichtwellen, obwohl sie Teilchen waren. Die Physiker wollten genau nachprüfen, was die Elektronen taten und versuchten mithilfe verschiedenster Gerätschaften herauszufinden was geschah. Dies war leider unmöglich, denn sobald gemessen und beobachtet wurde, verhielten sich die Elektronen wieder genau wie die Kügelchen und es ergab sich ein Muster von 2 Strichen. Was sagt uns das? Das bedeutet nichts anderes als das ein Teilchen, wenn es nicht beobachtet wird eine Welle ist und sobald man es beobachtet wird es zu einem Teilchen. Der Akt des Beobachtens bringt die Wellenfunktion zum Kollabieren und es entsteht die sichtbare und wahrnehmbare Realität.

**Ich bin mir nicht sicher, ob du die Tragweite dieser Erkenntnisse vollkommen erfassen kannst. Alles, was du wahrnimmst und absolut alles, was dir widerfährt, ist ein Ergebnis deines emotionalen Denkens. Das heißt auch, dass Krieg, Gewalt, Elend und Hunger alles eine Konsequenz deines Denkens ist. Jetzt wirst du sagen. Wie kann ich denn für den Hunger in der Dritten Welt verantwortlich sein? Sicher bist du nicht dafür verantwortlich, aber in dir sind Muster angelegt, die dich genau diese Realität erschaffen lassen. Im menschlichen Körper z. B. sind die Elektronen dafür verantwortlich die Molekülbindung zu verändern. Ein emotionaler Gedanke, sprich ein Gedanke mit einem Gefühl, kann die Körperfunktionen und deine Gesundheit positiv wie auch negativ beeinflussen. Du kennst das bestimmt auch, du denkst an jemanden den du schon Jahre nicht mehr gesehen hast und einige Tage später siehst du die betreffende Person auf der Straße. Manche Menschen haben so viel Pech, da könnte man wirklich an einen Fluch glauben. Eine Frau z. B. die einen Mann hat der Alkoholiker ist und sie dazu auch noch schlägt, wird, wenn sie ihn verlässt und sich einen neuen Partner sucht, wieder an so einen Menschen geraten. Warum ist das der Fall? Sie hat sich nicht geändert, ihre Gedanken und

Gefühle sind noch die gleichen, sie ist unterwürfig, unsicher, hat Angst und kein bisschen Selbstwertgefühl. Sie hat genau die gleiche Wirklichkeit erschaffen, weil sie ihre Gedanken und am wichtigsten sind die Gefühle, nicht geändert hat. Von Helena Petrovna Blavatsky wurde es das kosmische Gesetz der Anziehung bzw. Gesetz der Resonanz genannt. Du ziehst das in dein Leben woran du denkst und worauf du deine Aufmerksamkeit richtest. Viele denken jetzt, ja klar, ich denke an eine Million Euro und am nächsten Tag habe ich die Million auf meinem Konto. So einfach ist es natürlich nicht. Wichtig ist nämlich das du dich so fühlst, als ob du die Million bereits bekommen hast. Auch solltest du unbedingt ein positives Verhältnis zu Geld haben, wenn du der Überzeugung bist das alle Millionäre, arrogante, geizige und unsympathische Menschen sind, dann willst du wahrscheinlich keine Million haben, du willst dich schließlich nicht zu diesen Leuten zählen. Du musst dir darüber im Klaren sein, sobald du dein Innerstes änderst, ändern sich auch die äußeren Umstände. Du musst auf das, was du willst, die volle Aufmerksamkeit richten. Das Handeln ist ebenfalls essenziell, wenn du nur darauf wartest, dass sich ein Geldsegen einstellt, wird meist überhaupt nichts passieren. Lese inspirierende Literatur die sich mit dem Thema Geldverdienen beschäftigt, Biografien reicher Geschäftsleute, Literatur der besten Motivationstrainer usw. Was wird geschehen? Nach einigen Wochen werden sich Ideen einstellen und ein dir angenehmer Weg wird sich auftun der sich deinem Wunsch, in dem Fall eine Million Euro näher bringt. Du wirst dich jetzt fragen ob der Titel des Buches nicht falsch gewählt ist, da von Krebs bis jetzt noch gar nicht groß die Rede ist, es ist aber vollkommen egal, ob es um die

Heilung von einer schweren Krankheit oder um das Erlangen von Reichtum geht, die Mechanismen sind die Gleichen. Negationen funktionieren übrigens nicht, unser Gehirn kann mit Verneinungen nicht umgehen. Du kennst doch bestimmt folgendes:"Denke nicht an einen rosa Elefanten." Du hast natürlich einen rosafarbenen Elefanten vor Augen gehabt. Denke an das, was du haben möchtest, nicht an das was du nicht willst. Du erschaffst das worauf du deine Aufmerksamkeit richtest. Was passiert mit einem Menschen der von seinem Arzt die Diagnose Krebs bekommt? Die Gedanken drehen sich nur noch um die Krankheit und um den vermeintlich nahenden Tod. Die Person sollte die Gedanken lieber auf etwas positives Richten, sollte die Nachricht des Arztes hinnehmen und das notwendige tun, um wieder Gesund zu werden. Glaube mir, wenn du dieses Buch durchgearbeitet hast, wird das für dich keine Schwierigkeit darstellen. Du wirst genau wissen, was du tun musst.
**Wie du sicher weißt, besteht alle Materie aus Elektronen und einem Atomkern. Aber was viele nicht wissen ist das zwischen dem Atomkern und dem Elektron ein riesiger scheinbar leerer Raum besteht. Wenn bei einem Wasserstoffatom der Atomkern 1,7 Meter groß ist, dann befindet sich das nächste Elektron in einer Entfernung von 50 Kilometer. Wir Menschen bestehen zu 99,999.999.999 % aus scheinbar leerem Raum, sprich einem Vakuum. Dies ist aber nicht so, denn dieser Raum ist, laut der Quantentheorie gefüllt mit Energie und Information. Diese kann nach Möglichkeit abgerufen werden. Diese Energie, die man auch als Meer aller Möglichkeiten bezeichnen kann ist überall, absolut alles ist durchdrungen von dieser Energie. Alles steht in Verbindung

mit dieser Energie. Wenn du einen emotionalen Gedanken aussendest, dem du Sinn und Bedeutung gibst, dann geht dieser als Welle in dieses Meer aller Möglichkeiten und holt sich daraus die betreffende Information und es entsteht wahrnehmbare Realität die sich durch deine Beobachtung in eine für dich Erfahrbare Wirklichkeit verwandelt.

**Es gab in der Geschichte viele Ereignisse, die sich durch die offiziellen Darstellungen nicht erklären ließen. Diese werden dann meist als Fälschungen oder erfundene Geschichten abgetan. Nehmen wir z. B. Marienerscheinungen, viele Menschen behaupten sie hätten die Mutter von Jesus gesehen. Die Erscheinungen von Fatima in Portugal aus dem Jahr 1917 sind sehr gut dokumentiert. Am 13. Mai des Jahres 1917, sahen die 7-Jährige Jacinta, der 9-Jährige Francisco und die 10-Jährige Lucia eine weiß gekleidete Frau an einer Eiche, Sie gab sich als Maria zu erkennen. Sie erschien immer am 13. eines Monats und im Oktober das letzte Mal. Bei ihrem letzten Besuch konnten Tausende Zeugen ein unerklärliches Sonnenwunder beobachten. Wie ist das zu erklären? Meiner Meinung nach ist die Erscheinung der Mutter Maria eine Schöpfung eines der 3. Kinder. Es muss etwas gegeben haben das dieses Kind so sehr beeindruckt hat, vielleicht eine Erzählung der Mutter über die Heilige Maria, oder ein Bild an einer Wand was auch immer. Das Kind hat dies nicht als bedeutungslose Geschichte betrachtet, sondern hat dem Sinn und Bedeutung gegeben. Durch ein sehr starkes Gefühl wurde dadurch aus dem Meer aller Möglichkeiten eine Informationsstruktur gezogen, die nicht nur dem Schöpfer, sprich dem einen Kind zur Verfügung stand, sondern jedem anderen auch. Dieses Wunder haben natürlich nicht nur

Menschen die einen festen und unerschütterlichen Glauben haben, gesehen, sondern auch diejenigen die scheinbar keinen Glauben hatten oder an dem Wahrheitsgehalt der Geschichte zweifelten. Sie konnten allein deshalb etwas beobachten, weil sie es für möglich hielten, hätten sie es nicht für möglich gehalten wären sie nie an den Ort der Erscheinung gekommen. Man muss auch sagen, das das wichtigste immer das Gefühl ist, oft ist das, was jemand denkt, nicht dasselbe was er fühlt.

**Hier beende ich den Ausflug in die Quantenmechanik, ich hoffe, ich konnte dir eine neue Sicht vermitteln. Wir können übrigens sämtliche unerklärliche Phänomene und Ereignisse mithilfe der Quantenmechanik verstehen.

Wilhelm Reich – Die Lebensenergie

Wilhelm Reich ist einer der Personen die eine herausragende Entdeckung gemacht haben und sogar den Nobelpreis verdient hätten, aber zu Lebzeiten keine Anerkennung bekommen haben. Reich wurde sogar ins Gefängnis gesperrt in dem er am 3. Nov. 1957 mit nur 60 Jahren starb. Seine Bücher wurden in den 50er Jahren verbrannt, die von ihm erfundenen Orgonakkumulatoren wurden vernichtet. Dies war übrigens die einzige Bücherverbrennung, die es in den USA gab. Was hat dieser Mensch entdeckt, dass selbst die Food & Drug Administration 2 Millionen Dollar dafür ausgibt, um seine Arbeit zu vernichten. Er hat die Lebensenergie wissenschaftlich nachgewiesen und sogar eine Möglichkeit gefunden wie man sie anwenden kann. Du hast richtig gelesen, die alles durchdringende ordnende Energie die wir im vorherigen Kapitel kennengelernt haben, wurde wissenschaftlich nachgewiesen. Er hat eine Möglichkeit gefunden diese Energie zu verstärken und deren Energiefluss zu kontrollieren, damit konnte er sie bei einem kranken Organismus anwenden und eine heilende Wirkung erzielen. Eine Heilung ohne Medikamente, mit einer Energie die nach der offiziellen Ansicht nach nicht existiert, das durfte man natürlich nicht zulassen.
**Wilhelm Reich wurde am 24. März 1897 in Dobzau in Österreich-Ungarn geboren. Er war einst ein Schüler von dem Gründer der Psychoanalyse Sigmund Freud. Im Jahr 1920 wurde er Mitglied der Psychoanalytischen Vereinigung und arbeitete nach Ende seines Studiums als Psychoanalytiker in Wien. Freud hatte eine Theorie, dass im Körper eine biologische, sexuelle Energie existiert, er nannte sie Libido. Diese Energie konnte sich erhöhen, verringern, verdrängen und entladen. Es war die Idee von einer Energie, die den ganzen Körper betraf. Wenn die Libido gestört ist, dann

entstehen laut Freud psychische Erkrankungen. Dieses Konzept wurde aber von ihm und seinen Anhängern nach einiger Zeit groß teils verworfen, ab dem Jahr 1925 galt es nur noch als reine Spekulation. Wilhelm Reich sah dies anders, denn verschiedenste klinische Studien bewiesen, dass Freud auf dem richtigen Weg war. Reich entwickelte seine Arbeit weiter und nannte sie Orgasmustheorie. Er fand heraus, dass durch einen Orgasmus eine Entladung im Körper stattfindet, die dabei hilft, im Körper ein energetisches Gleichgewicht herzustellen in dem überschüssige biologische Energie abgebaut wird. Wenn in einem Menschen diese Entladung nicht stattfindet, dann ist ein ständiger Überschuss vorhanden, der mit der Zeit zu einer psychischen Störung führt. Dies konnte er bei mehreren seiner Patienten nachweisen. Damit war er im Widerspruch, zu dem, was die Psychoanalytische Vereinigung vertrat. Er konnte also die Richtigkeit von Freuds bereits verworfener Libidotheorie beweisen. Reich war der Meinung das Maßnahmen die ergriffen werden sollten, in der Vorbeugung liegen sollten, damit Neurosen erst gar nicht entstehen. Freud war da anderer Meinung, laut seiner Sicht führt nur eine Behandlung zum Ziel mit deren Hilfe sexuelle Instinkte der existierenden Sozialstruktur angepasst werden, damit soll der Kranke wieder in den Zustand der gesellschaftlichen Norm gebracht werden. Wilhelm Reich wurde im Jahr 1934 aus der Psychoanalytischen Vereinigung geworden. Mit den Jahren entwickelte er seine Therapietechnischen Maßnahmen ständig weiter und kam zu einem vollkommen anderen Verständnis von Krankheit und Gesundheit, er betrachtete den Körper als energetischen Organismus, bei dem eine existierende Krankheit die Folge eines Energetischen Ungleichgewichts ist.
**Für Untersuchungen die Reich an Einzellern vornahm benötigte er immer wieder einzelne Präparate die er sich

schicken ließ. Irgendwann erfuhr er, dass man sich diese Einzeller auch mithilfe eines Heuaufgusses selbst herstellen konnte. Dabei wird Heu in ein Gefäß mit Wasser gelegt, das Ganze wird abgedeckt und nach einigen Tagen wimmelt es dann nur so von Einzellern in dem Wasser. Die Erklärung hierfür war das sich die Keime bereits eingekapselt irgendwo im Heu befinden oder aus der Luft in das Wasser gelangen. Durch Zellteilung würden dann aus den Keimen gleich mehrere Einzeller entstehen. Dies machte Reich neugierig und weckte den Forscher in ihm, er wollte es genau wissen und beobachtete daher den Vorgang ununterbrochen unter dem Mikroskop. Das hatte vorher scheinbar noch niemand gemacht, denn was er entdeckte war, etwas absolut unglaubliches. Nach einiger Zeit zerfällt das pflanzliche Gewebe des Heus und es bilden sich kleine runde Bläschen. Reich nannte sie später Bione. Diese Bläschen gingen zusammen und bildeten einen größeren Ballen. Nach einer Weile wurde die Schnur, die sie noch mit dem Gewebe verband abgetrennt, sie bildeten eine Membran und lösten sich vom Pflanzengewebe ab. Jetzt schwammen sie im Wasser. Die Bläschenstruktur verschwand nach einer Weile und es entwickelte sich eine pulsierende Bewegung, die danach zu einer Fließbewegung wurde. Innerhalb des Gebildes entstand ein Kern. Durch diese Fließbewegung innerhalb der Membran kam es zu einer immer stärkeren Verdichtung, bis der Membran aufplatzte und ein lebender Einzeller zum Vorschein kam. Dieser Vorgang ist wirklich weltverändernd. Aus zerfallenem organischem Gewebe entwickelt sich neues Leben. Dies wurde von mehreren Forschern vielfach wiederholt und ist für richtig befunden worden.

Diese Erkenntnisse ließen Reich weiterforschen und führten unter anderem zur Entwicklung eines speziellen Bluttests, mit dem man tödliche Krankheiten im Blut nachweisen kann. Dabei muss das Blut von dem Patienten entnommen werden und sofort unter einem Mikroskop untersucht werden. Das hat nichts mit den Blutuntersuchungen in der Medizin zu tun, dort wird das Blut entnommen gefärbt und Stunden oder Tage später erst untersucht. Dadurch konnte natürlich nicht das beobachtet werden was Wilhelm Reich beobachtete, da alles Lebendige bereits abgetötet wurde. Nach der Blutentnahme passiert nämlich bei einem gesunden Menschen nach etwa 20 Minuten folgendes. Die Blutkörperchen haben ein Bioenergiefeld und sie Bilden einen äußeren Ring mit Bläschen, also Bione, Reich nannte sie PA-Bione. Bei einem Menschen mit einer schweren tödlichen Krankheit besteht ein sehr schwaches Energiefeld und die Blutkörperchen entwickeln sich zu einer Kugel mit Zacken die innerhalb des genannten Zeitraums in kleine Teilchen auseinander fällt. Was bedeutet das in Bezug auf Krebs? Wie wir ja schon weiter vorne in diesem Buch erfahren haben bestehen wir im Prinzip gänzlich aus Energie, nur ein Bruchteil ist Materie. Die von Reich entdeckten Bione entstehen beim Übergang von Anorganischer und organischer Materie beim Zersetzungsprozess. Dies bedeutet im Prinzip das im Zerfall sprich im Tod bereits wieder neues Leben entsteht. Diese Bione haben ein Energiefeld, das man unter dem Mikroskop mit einem blauen Leuchten erkennt. Dies ist die Lebensenergie, die von Reich Orgon genannt wurde. Bei Bioenergetisch geschwächtem und totem Gewebe beginnt ein Zerfall in kleinste Partikel. Diese Partikel nannte Wilhelm Reich T-Bazillen, diese können gesunde Zellen befallen und ebenfalls in T-Bazillen umwandeln. Im Zuge dieses Prozesses entsteht ein Krebstumor lediglich als Symptom. **Wilhelm Reich: *"In Wirklichkeit ist die Krebszelle ein Produkt der vielen PA-Bione, die sich aus Blut- oder Gewebezellen bilden, als Abwehr gegen die lokale Selbstinfektion mit T-Bazillen."* Das bedeutet, dass der Tumor nur eine Schutzreaktion des Körpers ist. Man kann also festhalten, dass Krebs durch eine starke Störung der

Lebensenergie entsteht. Was es für einen Grund für diese Störung des harmonischen Energieflusses gibt, das werden wir im nächsten Kapitel behandeln.

**Wilhelm Reich entwickelte einen Orgonakkumulator. Das war ein Gerät mit dem man die Orgon- sprich Lebensenergie anwendbar machen und verstärken konnte. Es war ein Kasten in den man sich rein setzte. Er wurde mit verzinktem Stahlblech im inneren ausgekleidet und abwechselnd mit mehreren Schichten isoliert, einem leitenden und einem nicht leitenden Material, Reich fand heraus das sich Stahlwolle und Glaswolle sehr gut dafür eignete. Die Geräte hatten allerdings einen Nachteil, sie mussten an Orten stehen an denen keine Funkmasten, Hochspannungsleitungen, Atomkraftwerke, Mikrowellen, Fernseher und in neuerer Zeit Mobiltelefone oder ähnliches eine Störquelle darstellten. Diese verursachen ein Feld, das Reich DOR nannte, das steht für Deadly Orgone, überall wo dieses DOR ist, kann die Lebensenergie nicht mehr richtig fließen, sie ist sozusagen erstarrt. Wenn man an solch einem Ort einen Orgonakkumulator einsetzt, dann hat das für den Organismus eine destruktive, krankmachende Wirkung, die vorhanden Störfelder werden verstärkt. Um dieses DOR, das Reich auch für die Bildung von Wüsten verantwortlich macht zu beseitigen und diese wieder zu begrünen, hat er einen sogenannten DOR-Buster entwickelt. Diese Apparatur wurde erfolgreich eingesetzt, um den Energiefluss des Orgon wieder herzustellen. Viele sehen das jetzt skeptisch, aber ich kann aus eigener Erfahrung sagen, es funktioniert. Ich habe einen kleinen handlichen Orgonakkumulator eingesetzt und hab ihn an mir und einigen Verwandten ausprobiert, alle bestätigten ein wahrnehmbares Gefühl, man kann sagen ein warmes Fließen, das an der Stelle an der man das Gerät anwendet, in den Körper geht. Den von Arno Herbert entwickelten Orgonstrahler habe ich schon sehr oft eingesetzt. Dieses Gerät hat den Vorteil, dass keine Negativen

Schwingungen übertragen werden können. Die Reinigung wird durch die Bergkristalle bewirkt die sich in der Spitze des aus Stahl bestehenden Orgonstrahlers befinden. Ich hab ihn oft bei Kreuzschmerzen angewendet mit dem Resultat das die Schmerzen innerhalb weniger Minuten komplett verschwanden.

**Was lässt sich nun zum Thema Krebs sagen, heilt eine Orgontherapie tatsächlich Krebs. Sie hilft auf jeden Fall das Energieniveau des Körpers wiederherzustellen, Tumore gehen angeblich zurück oder verschwinden ganz. Der Tumor ist aber nur ein Symptom, nur wenn die Ursache beseitigt wird dann verschwindet der Krebs für immer und kommt auch nie mehr zurück.

Geräte zum Kauf

https://www.orgon.de/

Hier findest du Geräte nach den Originalplänen von Wilhelm Reich, noch dazu gibt es viele Bücher, Hörbücher, Videos und unzählige Artikel.

http://www.bioaktiv.de/

In diesem Onlineshop von Arno Herbert bekommst du seinen Original Orgonstrahler und noch viele andere fantastische Geräte.

Anbieter von einer Orgontherapie

http://www.praxis-michalke.de/

https://www.animasol.de

http://www.orgonpraxis.de/

https://www.fuckert.de/

Ryke Geerd Hamer – Germanische Heilkunde

Als allgemeines medizinisches Dogma werden die Gene angeführt, wenn es darum geht die Ursachen von Krebs zu benennen. Das ist für die Onkologen natürlich sehr Praktisch, denn das untermauert die verschiedensten nicht haltbaren Thesen. So kann man nämlich erklären, warum jemand der Kettenraucher war zeitlebens keinen Krebs bekam und jemand der noch nie geraucht hat einen Lungenrundherd-Krebs. Man schiebt es ganz einfach auf die Gene, von denen wir übrigens laut neuesten Forschungen nur 19. Tausend haben. Dies ist allerdings unhaltbar, dafür gibt es nicht nur keinen einzigen Beweis, es entbehrt auch absolut jeder Logik. Wir haben schon von Wilhelm Reich gehört, dass ein energetisches Ungleichgewicht dafür verantwortlich ist das Krebs entsteht. Die Frage ist nun, ob dieses Ungleichgewicht von äußeren Einflüssen verursacht werden kann, oder ob es einen anderen Grund dafür gibt. Was meine ich mit äußeren Einflüssen? Darunter verstehe ich die verschiedensten Strahlungen, wie z. B. von Mobiltelefonen, Funkwellen, von Kernkraftwerken, aber auch giftige Substanzen in unserer Nahrung die angeblich Krebserregend sind. Ich sage bewusst angeblich, weil es hierfür keinen wissenschaftlichen Beweis gibt, dass die Substanzen für die Entstehung von Krebs verantwortlich gemacht werden können. Denke doch mal genau nach, laut der Quantenmechanik sind deine Gedanken und hauptsächlich deine Emotionen dafür verantwortlich wie die Welt aussieht, in der du lebst. Damit müssen sie auch bei der Entstehung von Krebs in irgendeiner Weise etwas damit zu tun haben. Überall in der Natur gibt es Gesetzmäßigkeiten. Auch das Unerklärliche ist nur auf den ersten Blick unerklärlich, es unterliegt natürlich ebenfalls Gesetzmäßigkeiten, auch wenn die Offizielle Wissenschaft dies meist leugnet. Bei Krebs gibt es auch keine Ausnahme, die unterstellte Willkür der Natur besteht nur scheinbar, das liegt daran, dass die Moderne Medizin nur den Tumor betrachtet und nicht den ganzen Menschen.

**Ryke Geerd Hamer wurde am 17. Mai 1935 in Mettmann geboren. Er machte mit 18 Jahren sein Abitur und begann ein Medizin und evangelisches Theologiestudium. Mit 22 Jahren legte er das Theologieexamen ab und mit 24 in Marburg das medizinische Staatsexamen. 2 Jahre später erhielt er seinen Doktorgrad und im Jahr 1974 machte er seinen Facharzt in Innerer Medizin. Er arbeitete in Heidelberg und Tübingen.

**Als Dr. Hamer und seine Familie am 18. August 1978 einen Urlaub auf der Insel Cavallo machten, kam es an diesem Tag zu einem verhängnisvollen Ereignis. Sein Sohn Dirk lag schlafend in seinem Boot, als Victor Emanuel von Savoyen der letzte Italienische Prinz um sich schoss, Grund hierfür war angeblich ein vermeintlicher Bootsdiebstahl. Hamers Sohn wurde hierbei sehr schwer verletzt und kam auf seinen Wunsch hin nach Deutschland ins Universitätsklinikum Heidelberg. Dort begann ein Wochenlanger Überlebenskampf, sein Bein musste Amputiert werden, 17 Operationen musste er über sich ergehen lassen. Er starb letzten Endes Qualvoll. Dahinter steht der Verdacht, dass eben nicht alles getan wurde, um Dirks Leben tatsächlich zu retten, da dies den Prinzen in Schwierigkeiten gebracht hätte, er müsste nicht nur das Opfer seiner Tat vor Augen haben, sondern womöglich auch noch hohe Behandlungskosten begleichen. Dieser Prinz wurde übrigens nur wegen unerlaubtem Waffenbesitz zu einer 6-monatigen Bewährungsstrafe verurteilt. Von dem Königshaus wurde bisher nur die Arztrechnung beglichen, also kein Anzeichen an Reue. Der 7.12.1978 war der Tag an dem Dirk den Lebenskampf verlor und im Beisein seines Vaters verstarb. Damals bekam Dr. Hamer einen Hodenkrebs und später eine Bauchfell-TBC, seine Überlebenschancen wurden damals auf 1 % geschätzt. Irgendwie verspürte er das der Krebs irgendetwas mit dem Tod seines Sohnes zu tun haben musste, da er zuvor nie ernsthaft krank gewesen war. Der Vater des Prinzen bekam einen Knochenkrebs und daraus Schloss er das auch diese Krankheit irgendetwas mit den Ereignissen zu tun haben musste. Später erkannte Dr. Hamer das es sich um einen Selbstwerteinbruch handelte da er sich in seiner Ehre verletzt sah und den Namen Savoyen in den Dreck gezogen sah und bei ihm selbst handelte es sich bei dem Hodenkrebs um einen Verlustkonflikt, da er seinem Sohn nicht helfen konnte und unter so fürchterlichen Bedingungen sterben lassen musste. Dr. Hamer wurde 2 Mal operiert und wurde danach wieder gesund, er sagte selbst wenn er das damals schon gewusst hätte, was er später erfahren hat, er hätte sich niemals unters Messer gelegt, da er jetzt weiß, dass der Krebs von alleine wieder verschwunden wäre.

**Die Vermutung, dass ein Psychisches Ereignis Auslöser einer Krebserkrankung sein könnte, ließ ihm keine Ruhe. Im Jahr 1981 bekam er als Internistischer Oberarzt eine Stelle in der onkologischen Abteilung im Universitätsklinikum Tübingen. Er begann seine Arbeit, befragte und untersuchte Patienten, als Oberarzt hatte er natürlich einen gewissen Freiraum und konnte daher weitgehend unbeobachtet nachforschen. Er untersuchte um die 170 Krebspatienten und konnte die Richtigkeit seiner Theorie untermauern. Hinter jeder Erkrankung stand ein psychischer Schock als Auslöser, diesen Schock nannte er Dirk Hamer Syndrom (DHS). Auch ein Traum von seinem verstorbenen Sohn, der Ihm darin sagte, dass er mit dem, was er entdeckt hatte, richtig liege, aber weiter forschen sollte, denn er habe noch nicht alles gefunden, bestärkte ihn darin das es Zeit wäre seine Ergebnisse zu veröffentlichen. Es kam jemand vorbei, der einen kleinen Film drehte, der am 04.10.1981 im bayrischen Fernsehen gesendet wurde. Auch im italienischen Fernsehen RAI wurde eine Reportage ausgestrahlt. Er untersuchte noch so viele

Patienten und Fälle wie möglich, er wusste, dass die Klinik ihn wohl bald entlassen würde, was sie dann auch tat. Das war allerdings noch nicht alles, denn das was Dr. Hamer mit seiner Veröffentlichung losgetreten hat, war der Beginn einer modernen Hexenjagt und Rufmordkampagne ohne gleichen. **Im Jahr 1986 wurde ihm die Approbation entzogen, ab diesem Zeitpunkt durfte er nicht mehr als Arzt praktizieren. Wegen medizinischen Beratungen hat man Ihn zu Gefängnisstrafen verurteilt, mehrmals hat man versucht ihn in eine Psychiatrie einweisen zu lassen und man hat, wenn die Quellen stimmen 8. Mal versucht ihn zu töten.

Das was er herausfand formulierte er in 5 Biologischen Naturgesetzen. Das 1. Naturgesetz ist „Die eiserne Regel des Krebs" 1. Kriterium **Ryke Geerd Hamer – Kurze Einführung in die Germanische Neue Medizin *„Jedes Sinnvolle Biologische Sonderprogramm (SBS) entsteht mit einem DHS (Dirk Hamer Syndrom d. h. mit einem allerschwersten, hochakutdramatischen und isolativen Konflikt-Erlebnisschock, gleichzeitig auf den drei Ebenen.1. Psyche, 2. Gehirn, 3. Organ* Nehmen wir mal an eine Mutter hat mit ihrer Tochter einen fürchterlichen Streit, während des Streits schreit die Tochter ihrer Mutter folgende Worte entgegen. „Ich hasse dich, ich wünschte du wärst tot." Sie verlässt das Zimmer, schlägt vielleicht auch noch die Tür zu und verschwindet. Die verletzenden Worte der Tochter kamen völlig unerwartet, sie empfand sie als wahren Schock. Sie konnte sich in diesem Moment auch niemandem mitteilen, das hätte die empfundenen Gefühle abgemildert. Dies bedeutet der Shock war isolativ. Das heißt dieses Ereignis löste bei ihr ein Dirk Hamer Syndrom (DHS) aus. Dieser Schock wurde auf allen 3 Ebenen gleichzeitig ausgelöst. In der Psyche, sprich das empfundene Gefühl, im Gehirn, dort ist der entstandene Konflikt durch ein CT sichtbar und am Organ, das bedeutet die Entstehung eines Tumors, bezüglich des Konfliktinhalts.

2. Kriterium **Ryke Geerd Hamer – Kurze Einführung in die Germanische Neue Medizin** *„Der Biologische Konflikt bestimmt im Moment des DHS sowohl die Lokalisation des SBS im Gehirn als sog. Hamerschen Herd, als auch die Lokalisation am Organ als Krebs oder Krebsäquivalent."*
Dies bedeutet anhand unseres Beispiels, das rein das Gefühl, das die Mutter empfand, als ihre Tochter die verletzenden Worte ihr entgegen schleuderte darüber entscheidet an welcher Stelle des Körpers ein Tumor bzw. was für eine Art Krebs entsteht. Auch die Stelle auf einem Hirn CT, an der man die Hamerschen Herde, die Schießscheibenförmig aussehen, erkennen kann, wird genau durch den Konfliktinhalt, also das empfundene Gefühl zum Zeitpunkt des Schocks bestimmt. Noch dazu ist es wichtig, ob die Person Rechts- oder Linkshänder ist, bei Brustkrebs steht bei einem Rechtshänder die linke Brust für einen empfundenen Mutter-Kind Konflikt und die rechte Brust für einen Partnerkonflikt, bei Linkshändern ist es gerade umgekehrt.

3. Kriterium **Ryke Geerd Hamer – Kurze Einführung in die Germanische Neue Medizin** *„Der Verlauf des SBS auf allen drei Ebenen (Psyche - Gehirn - Organ), vom DHS bis zur Konfliktlösung (Conflictolyse = CL) und epileptischer /epileptoider Krise auf dem Höhepunkt der pcl-(Heilungs)phase und Rückkehr zur Normalisierung (Normotonie), ist SYNCHRON!"*
Der Krankheitsverlauf ist auf allen 3 Ebenen Synchron. Das heißt, dass die Dauer und Intensität des Konfliktes und auch die Konfliktlösung und die eintretende Heilungsphase am Gehirn durch ein CT sichtbar sind. Auch organisch, lässt sich durch die Entwicklung des Tumors genau feststellen wie lange der Konflikt schon dauert und ob bereits die Lösung des Konfliktes erfolgte. Das dies so ist konnte Dr. Hamer mehrmals öffentlich Beweisen.
**Bei der epileptoiden Krise in der Heilungsphase ist noch

verschiedenes zu beachten, denn diese kann unter Umständen tödlich enden. Es kommt ganz auf die Konfliktmasse an, sprich auf die Dauer und Schwere des Konfliktes. Die Gehirnödeme werden ausgepresst und dadurch kommt es zu Krampfanfällen. Bei einem sogenannten Revierkonflikt, also ein Konflikt bei dem es z. B. um dein Haus, Arbeitsplatz, oder deine Firma geht, kommt es in der Heilungsphase zu einem Herzinfarkt, man muss sich also überlegen, ob man das Problem überhaupt lösen sollte, denn nach einem über 9 Monaten andauernden Konflikt endet dieser nach einer Lösung tödlich. Das 2. Biologische Naturgesetz lautet **Ryke Geerd Hamer – Kurze Einführung in die Germanische Neue Medizin** *„Das Gesetz von der Zweiphasigkeit aller Sinnvollen Biologischen Sonderprogramme (SBS), sofern es zur Konfliktlösung (CL) kommt.*

Jeder Konflikt verläuft in 2 Phasen, die kalte konflikt-aktive Stressphase, sie geht bei Krebs meist einher mit, mangelndem oder keinem Appetit, stete Gewichtsabnahme, kalten Händen, gestörtem Schlaf, die Gedanken kreisen nur noch um den Konflikt und die Person ist unfähig über den Konflikt zu reden. Die heiße Phase das ist die Phase, in der der Konflikt bereits gelöst wurde, also die Heilungsphase. Sie geht oft einher mit großer Müdigkeit, Schlappheit, warmen Händen, gutem Appetit und Gewichtszunahme. Dieser Zusammenhang wurde von der Medizin nicht erkannt, das lag unter anderem daran das viele Konflikte nicht gelöst werden, sprich es kommt nie zu einer Heilungsphase. Das 3. Biologische Naturgesetz lautet **Ryke Geerd Hamer – Kurze Einführung in die Germanische Neue *Medizin*** *„Das ontogenetisch bedingte System der Sinnvollen Biologischen Sonderprogramme (SBS) der Krebs und Krebsäquivalente (Krebs-SBS und Krebsäquivalent-SBS)* In der Embryologie wird die Entwicklung des Embryos in 3 Keimblätter eingeteilt, Entoderm, Mesoderm und Ektoderm.

Diese bilden sich schon sehr früh in der embryonalen Entwicklung, daraus lassen sich die Organe ableiten. Jedes Organ kann man einem bestimmten Keimblatt zuordnen. Die Germanische Heilkunde kann die verschiedenen Krankheiten den Keimblättern zuordnen und damit auch den Gehirnbereich und den Bereich im Körper bestimmen. Das 4. Biologische Naturgesetz ist das **Ryke Geerd Hamer – Kurze Einführung in die Germanische Neue Medizin** *„Ontogenetische bedingte System der Mikroben."* Man hatte Mikroben fälschlicherweise für Infektionskrankheiten verantwortlich gemacht, sie kommen aber nicht von außen in den Körper und verursachen eine Krankheit, das Gehirn selbst bestimmt den Einsatz der Mikroben. Sie helfen nämlich dabei Tumore wieder abzuräumen oder Gewebszerstörungen zu schließen. Damit sind sie also sehr nützlich und wichtig und sollten unter keinen Umständen abgetötet werden, wie dies u. a. bei Antibiotika der Fall ist. Das 5 Biologische Naturgesetz lautet: **Ryke Geerd Hamer – Kurze Einführung in die Germanische Neue Medizin** *„Die Quintessenz. Das Gesetz vom Verständnis einer jeden sog. Krankheit als Teil eines entwicklungsgeschichtlich verstehbaren sinnvollen Biologischen Sonderprogramms der Natur."* Diese Naturgesetze stellen die komplette Medizin und das Verständnis von Krankheiten auf den Kopf. Denn laut Dr. Hamer ist eine Krankheit nichts Böses, sondern nur ein Sinnvoller von der Natur gewollter Vorgang. Es ist wichtig den entstandenen Konflikt zu lösen, auch wenn es unangenehm ist und die Folgen andere Menschen belasten. Wenn du eine schwere Krankheit hast, dann musst du alles auf den Prüfstand stellen, dein Leben hängt davon ab. Die Erkenntnisse sind von unzähligen Ärzten mit denen Dr. Hamer in Kontakt kam bestätigt worden. Keiner konnte sie widerlegen, weil sie so unglaublich es sich anhört der Wahrheit entsprechen. Die 5 Biologischen Naturgesetze sind von der Universität in Trnava in einem ordentlichen Habilitationsverfahren für richtig befunden worden. Dr. Hamer ist durch die verschiedensten teils antisemitischen Äußerungen in Verruf geraten, von diesen Distanziere ich mich nachdrücklich. Gründe dafür mag es viele geben, auf die ich jetzt aber nicht näher eingehen möchte. Warum sollte man sich die Mühe machen jemanden zum Schweigen zu bringen? Warum sollte man das Leben von jemandem mit einer Rufmordkampagne zerstören? Warum sollte man jemanden der sich mit der Germanischen Heilkunde beschäftigt als Mitglied einer Sekte darstellen? Es kann nur einen Grund dafür geben, es ist die Wahrheit. Wenn das alles nicht stimmen würde, dann wäre es kein Problem es zu widerlegen. Da das bis heute noch nicht geschehen ist, sondern sogar die Richtigkeit nachgewiesen wurde, lässt tief blicken. So etwas Sensationelles hätte man doch in den Medien mitkriegen müssen, aus den am Anfang genannten Gründen wird das, wahrscheinlich niemals der Fall sein. Die Medien haben beschlossen zu schweigen, während täglich Tausende Sterben. Zu heiß ist das was Dr. Hamer herausgefunden hat, dies ist nämlich eine Revolution, die kein Stein auf dem anderen lassen würde.

**Ich habe übrigens eine Erfahrung in der Familie gemacht, die mich von der Richtigkeit der lehre Dr. Hamers überzeugt hat. Meine Oma kam im Jahr 2004 wegen Durchblutungsstörungen in ihrem Bein ins Krankenhaus. Mein Opa hatte Alzheimer und konnte sich deshalb nicht mehr alleine versorgen, daher brachten wir ihn während dieser Zeit in ein Altenheim zur Kurzzeitpflege. Mein Opa wollte niemandem mehr zur Last fallen und hatte beschlossen zu sterben, er verweigerte die Nahrungs- und Flüssigkeitsaufnahme. Meine Oma machte sich schwere Vorwürfe, Sie erzählte mir, es hatte sie schwer getroffen, es war für Sie ein Schock, Sie fühlte sich für seinen Tod

36

verantwortlich. Sie bekam Krebs an der rechten Brust, dies ist laut der Germanischen Heilkunde ein Partnerkonflikt.
**Also nochmal Krebs entsteht nur durch ein Dirk Hamer Syndrom (DHS), es gibt keine Substanzen, die Krebs auslösen können. Die Inhaltsstoffe die angeblich Kanzerogen sein sollen, werden an Ratten getestet, die durch die Injektion der verschiedensten Stoffe, psychische Schocks erleiden. Man belässt es nicht bei einem einzigen Test, sondern quält diese Tiere mit etlichen Versuchen. Ratten haben fürchterliche Angst vor Feuer, beim Testen von Zigarettenrauch hat man diese Tiere diesem Rauch ausgesetzt und diese dachten sie würden durch ein Feuer ums Leben kommen. Sie bekamen einen Todesangstkonflikt und damit Lungenkrebs. Beim selben Test mit Goldhamstern kam man zu vollkommen anderen Ergebnissen da diese Tiere keine Angst vor Feuer haben.

L. Ron Hubbard – Dianetik

L. Ron Hubbard wurde am 13. März 1911 in Tilden Nebraska geboren. Für die meisten wird er ein völlig Unbekannter sein, aber die Scientology Kirche kennt wohl jeder, Hubbard war ihr Gründer. Die Entwicklung seiner Methode, hat aber wenig mit der heutigen Organisation dieser Sekte zu tun. Er war schon in jungen Jahren fasziniert vom menschlichen Geist, unternahm Forschungsreisen, betätigte sich als Schriftsteller, schrieb über 300 Romane unter 15 Pseudonymen. Für sein Buch Dianetik – Leitfaden für den menschlichen Verstand übernahm er Hypnosetechniken und eine Theorie die von Sigmund Freud bereits aufgegeben worden war. Es handelte sich um eine Methode, bei der man traumatische Erinnerungen aufspüren konnte. Die Patienten sollten sich emotional Erinnern und damit das Ereignis nochmal durchleben, dadurch würde nach Freud die emotionale Ladung abgebaut. Laut Hubbard werden solche Ereignisse bereits im Mutterleib erinnert. Solche emotionale Ereignisse werden in der Dianetik Engramme genannt, sie können durch die genannte Technik aufgespürt und beseitigt werden. Das wird so lange gemacht bis die betreffende Person den Zustand Clear erreicht hat. Das erinnert doch ein wenig an Wilhelm Reich in seiner Orgasmus Therapie. Man muss natürlich ganz klar sagen, dass es bei dem Buch Dianetik wahrscheinlich keine eigenen Forschungsergebnisse gibt, noch dazu ist die Technik nicht wissenschaftlich bestätigt. L. Ron Hubbard selbst, schien eine fragwürdige Person gewesen zu sein, von dem viele behaupteten er wäre verrückt gewesen. Trotz der Tatsache das Hubbards Hauptantrieb eine Kirche zu gründen höchstwahrscheinlich Geldgier war, sehe ich auch bei der Dianetik einen roten Faden. Denn wie wir wissen erzeugen wir selbst das, was wir Wirklichkeit bezeichnen. Also haben wir auch immer die Möglichkeit wieder völlig Gesund zu werden.

Von Dr. Hamer und der Germanischen Heilkunde wissen wir, dass ein Dirk Hamer Syndrom (DHS) für eine Krankheit verantwortlich ist. Laut der Dianetik sind emotionale Bewusstseinseindrücke (Engramme) für Krankheiten verantwortlich. Ich denke wenn man diese wirklich nochmal durchlebt kann man einem Ereignis das Emotionale nehmen, wenn dieses Ereignis die Ursache für eine Krankheit ist, kann es zu einer Konfliktlösung kommen. Du kennst das bestimmt selbst, wenn du einen Horrorfilm das erste Mal angesehen hast bist du noch Schockiert, beim zweiten Mal schon nicht mehr, da du den Film ja schon gesehen hast. Du bist nicht mehr so emotional berührt, genau das könnte auch bei einem schlechten Erlebnis aus der Kindheit passieren, das die betreffende Person immer wieder durchlebt. So kann die Dianetik auch wenn man es nicht glauben mag, wohl doch einen gewissen Erfolg verbuchen.

Vitamin B17 – Nahrung gegen Krebs

Kann uns eine gesunde Ernährung wirklich davor bewahren Krebs zu bekommen? Da wir wissen das Krebs durch einen psychologischen Konflikt (DHS) ausgelöst wird, müsste die Antwort relativ kurz ausfallen, ein einfaches Nein dürfte genügen, es ist aber leider nicht so einfach. Natürlich kann man auch Argumentieren, das viele Veganer und Menschen die nur Rohkost essen ebenfalls Krebs bekommen und daran sterben. Wir wissen von der Quantenmechanik, dass emotionale Gedanken direkten Einfluss auf unseren Körper haben. Das heißt, wenn du glaubst, dass geheiligtes Wasser dich von einer schweren Krankheit befreit, dann tritt dein Körper in die Heilungsphase ein, da eine Konfliktlösung stattfindet. Die Symptome der Krankheit verschwinden, der Tumor wird kleiner. Dass dies geschehen wird, war für die Person eine Wirklichkeit, wie wir wissen erschaffen wir das, worauf wir unsere Aufmerksamkeit richten. Der bzw. die Kranke, sieht sich schon als geheilt, das ursprüngliche Konflikterlebnis konnte dadurch gelöst werden. Die betreffende Person wird ihr Leben vollkommen umkrempeln und dadurch ebenfalls dafür sorgen das bestehende Konflikte gelöst werden können. So erklärt man sich Spontan bzw. Wunderheilungen. Selbst wenn man jetzt annimmt, das es ein besonderes Wasser ist, da es nicht abgestorben ist wie das Leitungswasser, sondern strukturiert und mit einem hohen Elektronenanteil. Dann ist es immer noch nicht das Wasser das heilt, da das Wasser eine Schöpfung von dir selbst ist.
**Als Beweis dafür, dass eine Mangel bzw. eine falsche Ernährung dafür verantwortlich ist das in der heutigen Zeit so viele Menschen Krebs bekommen, wird von den Befürwortern dieser These oft das Gebirgsvolk der Hunza angeführt. Die Bevölkerung wurde angeblich bis zu 145 Jahre alt und das bei bester Gesundheit. Männer mit über 100 konnten noch Kinder

Zeugen. Dies ist aber nicht wissenschaftlich bestätigt, da es sich hauptsächlich um Informationen aus einem Buch von dem Amerikaner Jerome Irving Cohen handelt. Angeblich kannten die Hunza auch keinen Krebs. Es wird behauptet es liegt daran, dass die Hunza die Kerne von bitteren Aprikosenbäumen essen würden. Ich denke es liegt an etwas anderem, es gibt nämlich noch etwas, das äußerst wichtig ist, bei den Hunza gab es keine Ordnungsmacht, so wie bei uns die Polizei. Dies bedeutet für mich, dass es scheinbar auch keine Konflikte gab. Wenn keine Konflikte existieren, dann existiert auch kein Krebs. Da wird man jetzt natürlich einwenden, dass eine Mutter bei solchen Naturvölkern auch ihr Kind durch einen Unfall verlieren kann. Erleidet Sie da nicht einen Verlustkonflikt? Nein, das tut Sie nicht und das hat folgende Gründe. Einmal haben diese Gemeinschaften noch eine funktionierende Sozialstruktur. Jeder unterstützt den anderen, niemand bleibt alleine. Laut Dr. Hamer bekommt man nur dann einen DHS wenn er isolativ wirkt, dies bedeutet, wenn keine nahestehende Person da ist, mit der man das Leid teilen kann. Es geht dabei rein um das Gefühl, denn es mag vielleicht eine nahestehende Person da sein, aber wenn keine Brücke gebaut wird, wenn nicht getrauert wird, wenn du keine Gefühle zulässt und den inneren Druck ablässt, dann ist die Krebsentstehung bereits vorprogrammiert. Vielleicht ist in solchen primitiven Gemeinschaften wie den Hunza noch etwas anders, sie kennen das Dogma nicht das der Tod etwas Schlimmes ist und sie betrachten Ereignisse mit anderen Emotionen, das liegt wahrscheinlich daran das es keine so komplexen Gesellschaftsstrukturen gibt, wie in der modernen Welt, mit ihren Geldproblemen, Berufsstress, dem trachten nach Eigentum, usw. Noch dazu finden wir in unserer Gesellschaft unheimlich viele Ängste, die von den verschiedensten Menschen und Organisationen geschürt werden. Die Katholische Kirche z. B. mit der Erfindung einer

Hölle, in die die Sünder kommen, ist nur ein Beispiel. Der Geist wurde geformt, angepasst und in eine feste Struktur gezwungen. Dadurch wird der Mensch immer unzufriedener, orientiert sich an irgendwelchen Stars in Hochglanzmagazinen, will so dünn sein wie manche Models. Er wird immer gestresster, unzufriedener und am Ende tot unglücklich. Dies alles existiert in diesen primitiven Gemeinschaften nicht, sie wissen gar was es bedeutet, nicht Glücklich zu sein. Sie müssen sich keine Gedanken um ihren Ruhestand machen, sie haben keine Sorgen, das vielleicht das Geld nicht reicht, sie haben auch keinen Ärger mit ihrem Chef oder sonst irgendwelche in unserer Gesellschaft üblichen Probleme. Ich denke dass dies die Gründe sind, warum in solchen Gemeinschaften kein Krebs existiert. Das bedeutet aber nicht, das nicht gewisse Nahrungsmittel den Tumor-Abbau beschleunigen können, oder gewisse positive oder auch negative Auswirkungen auf den Stoffwechsel und die Zellen haben können.

**Dr. Ernst T. Krebs Junior hatte in den 50er Jahren die Theorie das Krebs durch eine Mangelernährung entsteht, er erkannte das Krebs durch einen Mangel an Nahrungsmitteln, die der Nitrilgruppe angehören entsteht. Vor allem in bitteren Aprikosenkernen fand man das sogenannte Amygdalin in hoher Konzentration. Von Amygdalin auch Vitamin B17 genannt, wird behauptet dass bei Intravenöser Verabreichung, die Krebszellen wie fliegen sterben würden. Es gibt ein Problem bei der Mangelernährungstheorie, sie ist nicht wissenschaftlich bewiesen. Warum bekommt, der eine Krebs der andere der sogar noch einen viel stärkeren, angeblichen Mangel aufweist keinen? Das ergibt keinen Sinn.

**In dem Dokumentarfilm von dem österreichischen Regisseur P.A. Straubinger mit dem Titel „Am Anfang war das Licht" geht es um Menschen die schon seit Jahren ohne Nahrung überleben. Der indische Yogi Prahlad Jani behauptet,

dass er schon seit über 70 Jahren weder gegessen noch getrunken hat. Laut seiner Aussage wird er von der Hindu Göttin Durga mit einem unsichtbaren Nektar versorgt. Dieser Mensch müsste laut der offiziellen Lehrmeinung nicht nur krebskrank sein, sondern schon längst tot. Beides ist nicht der Fall. So unglaublich uns das erscheint, das macht aber, wenn wir uns wieder auf die Quantenmechanik berufen trotzdem Sinn. Prahlad Jani erschafft diese Realität, er ist so davon überzeugt, dass diese Göttin ihn mit Nahrung versorgt, dass es zur Wirklichkeit geworden ist. Eine in unsere Realität geholte Möglichkeit. Wir brauchen aber doch diese ganzen Vitamine und Mineralstoffe usw. und ohne Wasser kann man höchstens 3 Tage überleben. Dies sind Dogmen, Grenzen, du wurdest darauf programmiert, es als nicht möglich anzusehen. Was ist wenn man die Energie aus der Nahrung direkt aufnehmen könnte? In Lebensmitteln sind Biophotonen gespeichert, das sind Lichtteilchen, diese Lichtteilchen werden über das was wir Essen in unseren Körper aufgenommen, man nimmt sie aber auch über das Sonnenlicht direkt auf. Sie sind in unseren Zellen gespeichert. In jeder Zelle finden pro Sekunde um die 100.000 biochemische Reaktionen statt. Diese werden mithilfe der Biophotonen koordiniert. Wir brauchen also in einem Apfel eigentlich nur den Biophotonenanteil für die Zellen. Wenn man den Körper jetzt so weit bekommt, dass er das ursprüngliche Programm bzw. Dogma als falsch erkennt, da sich eine andere Wahrheit erschließt, und zwar das man Nahrung nicht zum Überleben braucht, dann holen sich die Zellen die Biophotonen von einer anderen Quelle. Wir müssen uns davon verabschieden, das wir uns als träge feste Masse sehen, wir bestehen aus Energie, daher sind wir auch in der Lage diese Lichtteilchen direkt aufzunehmen.
**Jasmuheen eine bekannte Esoterikerin bekam einen 21 Tage Prozess gechannelt. Nach diesen 21 Tagen ist der Körper bereit diese Biophotonen direkt aufzunehmen. Während

diesem Prozess, den schon mehrere Menschen durchgeführt haben unter anderem auch der bekannte Humanmediziner und Psychotherapeut Rüdiger Dahlke, wird 7 Tage absolut nichts getrunken und die 21 Tage nichts gegessen. Diesen Prozess sollte aber nur jemand machen der eine innere Sicherheit hat, denn diese Möglichkeit aus dem Meer der Möglichkeiten muss erst in die Realität geführt werden, er muss mit innerer Überzeugung gemacht werden. Denn wie schon erwähnt, normalerweise ist man nach 3 Tagen ohne Flüssigkeit nicht mehr am Leben. Dies soll nicht als Werbung verstanden werden, ich will nur aufzeigen, dass es keine Grenzen gibt.

**Also nochmal Lebensmittel heilen nicht Krebs und er wird auch nicht von Nahrungsmitteln oder irgendeinem Mangel ausgelöst. Dr Hamer hat dies genau nachgewiesen, er wird durch einen psychologischen Konflikt (DHS) ausgelöst. Dass ein hoher Biophotonenanteil in der Nahrung Stoffwechselvorgänge oder den Abbau von Tumoren beschleunigt, ist eigentlich mehr als logisch. Aber der Tumor ist nur ein Symptom und wenn der Konflikt nicht ausgeräumt wird, hilft keine Therapie der Welt. Der Krebs wird immer wieder kommen.

Heiler – Jun Labo

Laut der anerkannten Medizin sind Menschen, die von sich behaupten sie könnten andere mit ihren Händen heilen, ohne Zuhilfenahme irgendwelcher Instrumente oder Medikamente, Scharlatane und Schwindler. Dies ist aber nicht ganz richtig. Von der Forschung von Wilhelm Reich weiß man nämlich, das eine ständige Energieübertragung stattfindet, und zwar von der stärkeren zur schwächeren Energiequelle. Unser Körper nimmt Lebensenergie auf und gibt die selbige auch wieder ab. Mit den Händen hat man die Möglichkeit die Lebensenergie effektiv zu nutzen und zu steuern. Durch verschiedene Techniken kann man sie anziehen und an die Umwelt abgeben. Viele dieser Heiler verfallen in einen Trancezustand und werden dadurch zu einem Kanal.

**Die Geistheiler auf den Philippinen gelten als die besten der Welt. Der wohl bekannteste unter ihnen ist Jun Labo. Er arbeitet schon seit Jahrzehnten als Heiler, hat schon Tausende von Menschen behandelt und war schon an vielen Orten auf der Welt. Er und seine Kollegen öffnen den Körper mit bloßen Händen, ziehen ganze faustgroße Tumore heraus, nehmen z. B. die Augen aus ihren Höhlen und setzen sie nach dem sie fertig sind wieder herein. Dies alles geht sehr schnell, Patienten werden im Minutentakt behandelt. Die Hände werden in einer Schüssel Wasser gewaschen, diese wird nicht gewechselt. Da dort gewaltige Energien fließen, ist eine Infektion unmöglich. Das Öffnen des Körpers nur mit den Händen wird nur für die Leute aus dem Westen gemacht, um das Geschehnis bei ihnen besser ins Bewusstsein zu bringen. Die Heiler lassen sich bei ihrer Arbeit aus nächster Nähe fotografieren und filmen. Man konnte ihnen keinen Betrug nachweisen. Natürlich soll das nicht heißen, dass es unter ihnen nicht auch schwarze Schafe gibt, die eine Show abziehen, aber über keine Fähigkeiten bzw. Erfahrung verfügen eine echte Heilung zu vollziehen. Aber wie kann das gehen, das Öffnen eines Körpers mit bloßen Händen ohne dass eine Narbe bleibt. Wir rufen uns wieder das Kapitel über Quantenmechanik ins Gedächtnis. Wir bestehen nicht aus einem festen Körper, dies ist eine Illusion, ein Dogma. Wenn zwischen 2 Atomkernen ein unheimlich großer scheinbar leerer Zwischenraum besteht, wenn wir uns darüber im Klaren sind das wir fast aus reiner Energie bestehen und nur ein Bruchteil unserer Form feste Materie ist, dann ist das was die Heiler vollbringen, absolut nichts Unglaubwürdiges. Aus dem Meer aller Möglichkeiten erschaffen sie eine für alle wahrnehmbare Wirklichkeit. Die wirkt direkt auf die molekulare Struktur des Körpers ein. Dass über die Hände eine Energieübertragung stattfindet, steht für mich ohne Frage fest, da ich selbst schon diese Erfahrung gemacht habe. Es fühlt sich nahezu genauso an wie bei der Benutzung des Orgonstrahlers. Ich kann nur jedem empfehlen sich näher mit diesem Thema auseinanderzusetzen. Natürlich sind von den tausenden von Heilern nur eine Minderheit so gut, dass sie die Bezeichnung verdienen. Man sollte auch nicht das gesund werden dem Heiler direkt zuschreiben, da eine Heilung von einer schweren Krankheit, bei einer Konfliktbewältigung eintritt. Vielleicht hat ein Kranker dies einfach zum Anlass genommen, alles im Leben um zu krempeln und zum positiven zu ändern, sodass der Konflikt gelöst wird. Ein Heiler kann schließlich nur auf die Symptome einwirken.

NLP – Neuro-Linguistisches Programmieren

NLP ist ein von Richard Bandler und John Grinder in den 1970er Jahren entwickeltes Modell das rasch sehr starke Verbreitung gefunden hat. Vor allem im Bereich der Persönlichkeitsentwicklung, im Marketing und Verkauf werden die vielen Kursangebote stark genutzt. Beim NLP werden Elemente aus der klientenzentrierten Therapie, Gestalttherapie, Hypnotherapie, Kognitionswissenschaften und Konstruktivismus verwendet. Die von Bandler und Grinder zusammengeführten Methoden können genutzt werden, um Ängste zu überwinden, Charakter bzw. Persönlichkeitsmerkmale zu verändern und dadurch mehr Erfolg im Leben zu bekommen. Mit ihrer Hilfe können aber auch Konflikte entschärft oder ganz gelöst werden. Damit ist das NLP eine ideale Methode um belastende Bewusstseinseindrücke zu beseitigen, so ähnlich wie bei der Dianetik. Die Anwender von NLP schwören auf ihre Wirksamkeit. Trotzdem werden die Methoden in der Psychoanalyse nicht angewendet und von der Fachwelt als Pseudowissenschaft verunglimpft. Es gibt auch keine wissenschaftliche Überprüfung, die eine effektive Wirksamkeit hätte nachweisen können. Das liegt aber vielleicht daran das z. B. die Menschen die mithilfe von NLP von irgendwelchen Ängsten befreit werden wollen nicht daran glauben, dass diese Methode funktioniert und dadurch jeden Erfolg von vorneherein blockieren. Es kann natürlich auch an dem ausführenden NLP Trainer liegen, vielleicht ist er nicht mit genug Leidenschaft dabei, oder er hat nicht genug Einfühlungsvermögen, wodurch die zu behandelnde Person kein Vertrauen bekommt. Jede noch so gute Methode um einen Menschen zu heilen ist völlig sinnlos, wenn sie nicht beherrscht wird und dem Patienten überzeugend vermittelt werden kann. Ich kann nur sagen beschäftige dich mit NLP. Wenn du überzeugt bist das es funktioniert, dann wird sich auch das entsprechende Ergebnis einstellen, das lehrt uns die Quantenmechanik. Gerade beim Finden und beseitigen von Konflikten kann NLP sehr hilfreich sein. Ein psychischer Schock (DHS) und der folgende biologische Konflikt der wie wir aus der Germanischen Heilkunde wissen für die Entstehung von Krebs und anderen Krankheiten verantwortlich ist, könnte mit dem Wissen aus der Germanischen Heilkunde in Kombination mit NLP effektiv gelöst werden. Normalerweise müsste kein Mensch mehr an einer Krankheit sterben, es existieren Möglichkeiten das zu verhindern, man muss sie nur finden und dann auch anwenden.

Krebs – Wie werde ich wieder gesund?

Lass uns erst nochmal kurz durchgehen was Krebs wirklich ist. Also dank Dr. Hamer wissen wir das Krebs durch einen psychischen Shock (DHS) ausgelöst wird. Dieser Shock muss hochakut dramatisch und isolativ verlaufen. Eine Situation bzw. irgendein Ereignis trifft dich völlig unerwartet und wirft dich komplett aus der Bahn. Wenn dieses DHS eintritt hast du niemanden mit dem du den Schmerz teilen kannst, energetisch gesagt du hast nicht die Möglichkeit dich zu entladen, die tiefe Emotion zu entschärfen. Jetzt setzt etwas ein, dass in der Germanischen Heilkunde Sinnvolles Biologisches Sonderprogramm genannt wird. Es beginnt ein Dauerstress, der dich zwingen soll den Konflikt zu lösen. Wenn dich der Tod eines geliebten Menschen wie aus dem Nichts trifft, dann hat das einen emotionalen Hintergrund, du bist auf solch ein Ereignis nicht vorbereitet, es besteht eine tiefe Verbundenheit, du hast vielleicht auch Angst das du dein Leben ohne diese Person nicht meistern kannst oder du fühlst dich schuldig weil du wichtige Worte nicht zu Lebzeiten gesagt hast, vielleicht gab es auch einen Streit der nicht gelöst wurde. Der einsetzende Stress soll dich zwingen eine Lösung zu finden. Wir sind aber so darauf programmiert, dass wir irgendwelche Gifte in der Nahrung oder die Umweltverschmutzung für alles verantwortlich machen, dass wir geistige Ursachen vollkommen ignorieren. Die angeblich Bösen Krankheiten kommen immer von außen, wir unterschätzen und missachten sogar die Macht unserer Gedanken und Gefühle. Verabschiede dich von den dogmatischen Thesen die dir von Medizinern und den Medien eingetrichtert werden. Eine Krankheit ist ein Sinnvolles Biologisches Sonderprogramm und ist nicht böse. Dies wurde von Dr. Hamer eindeutig nachgewiesen und wurde bis heute nicht widerlegt. Selbstverständlich gibt es auch äußere

Einflüsse, die auf deinen Körper einwirken können, wie z. B. Toxine. Eine Vergiftung ist keine Krankheit, kann aber im Zusammenspiel mit dadurch entstehenden psychischen Schocks die unterschiedlichsten Symptome noch zusätzlich auslösen. Am wichtigsten ist die Suche nach der Krankheitsursache. Falls dir diese nicht bewusst ist, solltest du dir alle Ereignisse in deine Erinnerung rufen, die nicht nur schmerzhaft waren, sondern die dir sozusagen einen wahrhaftigen Stich ins Herz versetzt haben. Die Ursache dürfte nicht so schwer zu finden sein, da deine Gedanken wahrscheinlich pausenlos nur um dieses Ereignis kreisen und dich in der Nacht nicht schlafen lassen. Die sogenannte aktive Krankheitsphase, geht einher mit mangelndem oder keinem Appetit, stetiger Gewichtsabnahme, kalten Händen, schlaflosen Nächten, das Kreisen der Gedanken um den Konflikt und der Unfähigkeit über das Konflikterlebnis zu sprechen. Das nicht mitteilen, der innere Zwang zu schweigen verhindert das Finden einer Lösung. Wenn du dich jemandem anvertrauen kannst, dann wird ein Teil des Drucks genommen, die emotionale Bombe wird entschärft. Das Reden mit vertrauten Menschen, die dir vor allem zuhören, die Ängste nehmen und dir gut zureden, die dich verstehen und dir vielleicht sogar aktiv eine Lösung anbieten können, um deine Sorgen endgültig zu vergessen, ist mit Abstand das Wichtigste. Wenn du niemanden hast, dann vertraue dich einem Psychotherapeuten an. Wichtig ist nur, dass du nicht schweigst, sondern dich jemandem öffnest. Du solltest auch nicht nur zwanghaft versuchen deinen Konflikt zu lösen, vielleicht ist es auch gar nicht möglich diesen Konflikt real zu lösen. Wenn durch deine Unaufmerksamkeit ein nahestehender Mensch ums Leben kam, weil du vielleicht auf dein Handy geschaut hast, anstatt auf die Straße zu achten und dadurch an einen Baum gekracht bist, dann wirst du diesen geliebten Menschen nicht mehr zurückbringen können.

Du musst mit dir ins Reine kommen. Die Person die durch deine Schuld ums Leben gekommen ist, würde nicht wollen dass du dich aufgibst. Sie will nicht dass du durch deine empfundene Schuld aufhörst zu leben, sie will nicht dass du aufhörst Freude in deinem Leben zu empfinden. Sie würde dir verzeihen. Die Frage ist wie kannst du diesen inneren Konflikt lösen. Du solltest auf keinen Fall versuchen das Geschehene zu verdrängen, bei einem DHS ist das wahrscheinlich sowieso nicht möglich, es wird vielleicht eine Zeitlang funktionieren, aber irgendwann kommt das Ereignis wieder in dein Bewusstsein. Versuche deinen inneren Frieden zu finden, so verrückt es sich anhört, vielleicht hilft es dir wenn du auf irgendeine Weise Buße tust. Dies gilt für jeden Krebskranken, ändere deinen Fokus, ziehe deine Emotionen und Gedanken von deinem Tumor der ja nur ein Symptom ist ab. Denke nicht mehr daran, dass du laut den Ärzten angeblich todkrank bist, es entspricht nicht der Wahrheit, sondern Lebe dein Leben weiter, siehe dir lustige Filme an, unternimmt etwas, mache Ausflüge, geh auf Reisen, an Orte an denen du schon immer mal hinwolltest und nochmal löse dein Problem, außer die Heilungsphase würde dich mit Sicherheit umbringen, dann solltest du eine Problemlösung tunlichst vermeiden. Wichtig ist das in dein Leben wieder Freude kommt. Du solltest dafür sorgen dass du wieder eine innere Harmonie bzw. Ausgeglichenheit bekommst, mach Yoga und höre dir Entspannungsmusik an. Wähle eine Therapie, bei der du das Gefühl hast das sie dir helfen könnte. Ein Therapeut ist nicht nur gut, wenn du jemanden zum Reden brauchst er kann dir vielleicht auch aktiv bei der Lösung deines Konflikts helfen, durch Hypnose, mithilfe von NLP, dem Dianetikverfahrens oder mit anderen Methoden der Konfliktbewältigung. Es ist wichtig, dass du dich energetisch stärkst und deinen Körper soweit wie möglich entlastest. Nutze Geräte von Wilhelm Reich oder den Orgonstrahler um dir Lebensenergie zuzuführen. Informiere dich über Therapieangebote wie, Vitamin B17, Ozon-Sauerstofftherapie, Immuntherapie, usw. Gehe regelmäßig spazieren, sofern es dir möglich ist. Ernähre dich gesund, wichtig ist das du eine Nahrung mit hohem Biophotonenanteil zu dir nimmst. Esse frisches Obst und Gemüse, sprich Rohkost, nehme auch noch zusätzlich bittere Aprikosen Kerne zu dir. Auch wenn es schmerzhaft ist, beseitige alles in deinem Leben was dich belastet. Wenn du das Gefühl hast, das eine Beziehung nur eine Last für dich ist, dann beende sie. Wichtig ist das du bei dem, was du machst glücklich bist. Ich muss es nochmal sagen, das alles kann, deine Gesundung nur unterstützen, wichtig ist die Lösung des Konflikts, natürlich nur sofern die Heilungsphase nicht zum Tod führt.

Quellen, Weiterführende Literatur und Medien

Vorwort

Statistisches Bundesamt

https://www.destatis.de/DE/Themen/Gesellschaft-Umwelt/Gesundheit/Todesursachen/_inhalt.html

War on Cancer

https://de.wikipedia.org/wiki/War_on_Cancer

Deutsches Krebsforschungszentrum Krebsinformationsdienst

https://www.krebsinformationsdienst.de/grundlagen/krebsstatistiken.php#inhalt2

Einführung

Buch: Helmut Creutz – Das Geldsyndrom
Buch: Helmut Creutz – Die 29 Irrtümer rund ums Geld
Buch: Bernd Senf – Der Nebel um das Geld
Buch: Bernd Senf – Die blinden Flecken der Ökonomie

Regierung gibt Garantie für Spareinlagen

https://www.manager-magazin.de/unternehmen/artikel/a-582284.html

So entsteht ein neues Medikament

https://www.vfa.de/de/arzneimittel-forschung/so-funktioniert-pharmaforschung/so-entsteht-ein-medikament.html

Teurer Kampf gegen Krebs

https://www.focus.de/finanzen/news/teurer-kampf-gegen-den-krebs-so-verdient-die-pharmaindustrie-milliarden-mit-dem-leben-der-erkrankten_id_4897513.html

Krebsmedikamente sorgen für Wachstumsschub in der Pharmabranche

https://www.handelsblatt.com/unternehmen/industrie/neue-arzneien-krebsmedikamente-sorgen-fuer-wachstumsschub-in-der-pharmabranche/22658928.html

Krebsmittel werden für viele unerschwinglich

https://www.n-tv.de/wirtschaft/Krebsmittel-werden-fuer-viele-unerschwinglich-article20202573.html

Buch: Andreas von Retyi – Zum Schweigen gebracht!
Buch: Andreas von Retyi – Denn sie wussten zu viel...

Buch: Eva Herman – Die Wahrheit und ihr Preis: Meinung, Macht und Medien

Strohmann Axel Springer: Bild 1952 mit 7 Millionen US-Dollar vom US-Geheimdienst CIA gegründet

http://derwaechter.net/strohmann-axel-springer-bild-1952-mit-7-millionen-us-dollar-vom-us-geheimdienst-cia-gegruendet

SPD kontrolliert einen Großteil der öffentlichen Medien in Deutschland.

https://rettung-fuer-deutschland.de/blog/?p=1611

SPD-Bilanz: 217 Millionen Euro Vermögen

https://www.epochtimes.de/politik/deutschland/spd-bilanz-217-millionen-euro-reinvermoegen-0-euro-aus-gewerblicher-taetigkeit-a2450524.html

Buch: M.A. Verick – Das Medienmonopol
Buch: Uwe Ritzer & Markus Balser – Lobbykratie
Buch: Hans-Martin Tillack – Die Lobby-Republik
Buch: Thilo Bode – Die Diktatur der Konzerne

Lothar Hirnreise: Onkologie 2018 – Time for Change

https://www.youtube.com/watch?v=H5U-T9hwniM

Quantenmechanik

DVD: What the Bleep do we (k) now!?
DVD: Bleep – Down the Rabbit

Interferenz von Licht

https://www.lernhelfer.de/schuelerlexikon/physik/artikel/interferenz-von-licht

Wie das Bewusstsein „Wirklichkeit schaltet" Dr. Ulrich Warnke im Gespräch

https://www.youtube.com/watch?v=lVhFhR_lSdw

Gesetz der Anziehung

https://de.wikipedia.org/wiki/Gesetz_der_Anziehung

Buch: Pierre Franckh – Das Gesetz der Resonanz
DVD: The Secret – Das Geheimnis
Buch: Jack Canfield – The Power of Focus
Buch: Jack Canfield – Kompass für die Seele
Buch: Jack Canfield – Das Erfolgsprinzip:
Buch: Tony Robbins – Unangreifbar

Größenvergleich (Objekte im Mikrokosmos, im Alltag und im Universum)

http://www.brefeld.homepage.t-online.de/groessenvergleich.html

Buch: Jiddu Krishnamurti – Das Licht in uns: Über wahre Meditation
Buch: Jiddu Krishnamurti – Einbruch in die Freiheit
Buch: Ulrich Warnke – Quantenphilosophie und Spiritualität:
Buch: Ulrich Warnke – Die Öffnung des 3. Auges:
Buch: Ulrich Warnke – Quantenphilosophie und Interwelt:

Die Geheimnisse um Fatima

https://www.katholisch.de/aktuelles/dossiers/pilgern-auf-dem-weg-zu-gott/geheimnisse-um-fatima-eine-dokumentation

Wilhelm Reich – Die Lebensenergie

Buch: Bernd Senf – Die Wiederentdeckung des Lebendigen:

Die mysteriösen Umstände von Wilhelm Reichs Tod

https://www.oz-orgonite.de/mehr/blog/die-myterioesen-umstaende-von-wilhelm-reichs-tod

Wer hat Angst vor Wilhelm Reich

https://www.youtube.com/watch?v=kO2z3626pKM

Wer war Wilhelm Reich?

https://www.orpanit.de/wer-war-wilhelm-reich

Wilhelm Reich

https://de.wikipedia.org/wiki/Wilhelm_Reich

Die Biographie von Wilhelm Reich (full movie)

https://www.youtube.com/watch?v=i7B4iRoK8Rc

Die Bione

https://www.orgon.de/wilhelm-reich/die-bione/

Wilhelm Reich und die Orgonomie

http://www.trettin-tv.de/akademie/historie.htm

Bion (Wilhelm Reich)

https://de.wikipedia.org/wiki/Bion_(Wilhelm_Reich)

Krebs als Folge bioenergetischer Schwäche

https://www.orgon.de/wilhelm-reich/krebsforschung/

Buch: Wilhelm Reich – Rede an den kleinen Mann
Buch: Wilhelm Reich – Charakteranalyse
Buch: Wilhelm Reich – Massenpsychologie des Faschismus
Buch: Wilhelm Reich – Die Entdeckung des Orgons Band 1: Die Funktion des Orgasmus
Buch: Wilhelm Reich – Die Entdeckung des Orgons Band 2: Der Krebs
Buch: James Demeo – Das Orgonakkumulator Handbuch:
Buch: Jürgen Fischer – Der Orgon-Energie-Akkumulator:
Buch: Jürgen Fischer – Orgon - die Lebensenergie
Buch: Günter Harnisch – Orgonenergie – geballte Lebenskraft:
Buch: Heiko Lassek – Orgontherapie – Ein Handbuch der Lebensenergie-Medizin
Buch: Jorgos Kavouras – Heilen mit Orgonenergie

Orgonprodukte – Orginal von Arno Herbert

http://www.bioaktiv.de/

Ryke Geerd Hamer – Germanische Heilkunde

Haben wir weniger „echte" Gene als gedacht?

https://www.scinexx.de/news/biowissen/haben-wir-weniger-echte-gene-als-gedacht/

Ryke Geerd Hamer

https://de.wikipedia.org/wiki/Ryke_Geerd_Hamer

FAQ zu HAMER Ryke Geerd – Kurze Biografie

https://www.germanische-heilkunde.at/antwort-anzeigen/faq-zu-hamer-ryke-geerd-kurze-biografie-141.html

Dr. med Ryke Geerd Hamer

http://www.neue-medizin.de/html/dr__med_hamer.html

„Danke Dr. Hamer" Andreas Baumeister über 34 J. Germanische Neue Medizin – Bewusst.TV 20.04.2016

https://www.youtube.com/watch?v=r6PNLkOguZQ

Viktor Emanuel von Savoyen

https://de.wikipedia.org/wiki/Viktor_Emanuel_von_Savoyen

Buch: Dr. Med.Mag. theol. Ryke Geerd Hamer – Krebs Krankheit der Seele
Buch: Dr. med. Mag. theol. Ryke Geerd Hamer – Vermächtnis einer Neuen Medizin Band 1
Buch: Dr. med. Mag. theol. Ryke Geerd Hamer – Vermächtnis einer Neuen Medizin Band 2
Buch: Dr. med. Mag. theol. Ryke Geerd Hamer – Kurze einführung in die Germanische Neue medizin
Buch: Dr. med. Mag. theol. Ryke Geerd Hamer – Einer gegen Alle
Buch: Dr.med.Mag. theol. Ryke Geerd Hamer – Aids – Die Krankheit die es gar nicht gibt
Buch: Björn Eybl – Die seelischen Ursachen der Krankheiten:

Buch: Hanno Beck – Krebs ist Heilbar
Buch: Monika Berger-Lenz,Christopher Ray – faktor-L – Handbuch Neue Medizin
Buch: Monika Berger-Lenz,Christopher Ray – faktor-L – Neue Medizin
Buch: Monika Berger-Lenz,Christopher Ray – faktor-L – Neue Medizin 3
Buch: Christopher Ray – faktor-L – Neue Medizin & HCG Homöopathie
Buch: Monika Berger-Lenz,Christopher Ray – faktor-L – Neue Medizin 8 100 Tage
Herzinfarkt:
Buch: David Münnich – Das System der 5 Biologischen Naturgesetze Band 1
Buch: David Münnich – Das System der 5 Biologischen Naturgesetze Band 2

L. Ron Hubbard - Dianetik

Scientology-Gründer: L. Ron Hubbard Wer war L. Ron Hubbard?

https://www.youtube.com/watch?v=32gDgWmSuk0

Die Falle der völligen Freiheit: Scientology, Dianetik und L. Ron Hubbard

http://home.snafu.de/tilman/j/freiheit.html

Buch: L. Ron Hubbard – Dianetik: Leitfaden für den menschlichen Verstand
Buch: L. Ron Hubbard – Die Entwicklung einer Wissenschaft
Buch: L. Ron Hubbard – Selbstanalyse
Buch: L. Ron Hubbard – Scientology: Eine Neue Sicht des Lebens
Buch: L. Ron Hubbard – Die Wissenschaft des Überlebens
Buch: L. Ron Hubbard – Scientology: Die Grundlagen des Denkens
Buch: L. Ron Hubbard – Die Probleme der Arbeit

Vitamin B17 – Nahrung gegen Krebs

DVD: World without Cancer – Die Geschichte des Vitamin B17
Buch: Brigitte Helene – Vitamin B17
Buch: Peter Kern – Krebs bekämpfen mit Vitamin B17
Buch: G. Edward Griffin – Eine Welt ohne Krebs

Prahlad Jani

https://de.wikipedia.org/wiki/Prahlad_Jani

Biophotonen: Mehr Licht - mehr Qualität

https://www.ugb.de/forschung-studien/biophotonen-mehr-licht-mehr-qualitaet/

Wirkungsweise der Biophotonen

https://www.lichtdeslebens.de/biophotonen/

Buch: Jasmuheen – Der Lichtnahrungsprozess
Buch: Jasmuheen – Sanfte Wege zur Lichtnahrung

Heiler – Jun Labo

Heilende Hände: Eine Anleitung zum Strömen

https://www.ich-habe-auch-angst.de/heilende-haende-impuls-stroemen-jin-shin-jyutsu-fingerstroemen-anleitung/

Buch: Michael Bradford – Spirituelles Handauflegen:
Buch: Jay Goldner – Das Phänomen der Operation mit blossen Händen

Geistheiler – Philippinen - Wunderheiler

http://www.philippinen-life.de/geistheiler.php

NLP – Neuro-Linguistisches Programmieren

Neuro-Linguistisches Programmieren

https://de.wikipedia.org/wiki/Neuro-Linguistisches_Programmieren

Buch: Ulrich Sprenger-Menlow, Cherry Finance – Hacking You - Das große NLP Buch
Buch: Mental Hacking Academ – NLP: Das geheime NLP Buch
Buch: Markus Müller – NLP für Anfänger
Buch: Alexa Mohl – Der große Zauberlehrling Teil 1 & 2
Buch: Alexa Mohl – Der Zauberlehrling : Das NLP Lern- und Übungsbuch
Buch: Robert B. Dilts, Tim Hallbom... - Identität, Glaubenssysteme und Gesundheit
Buch: Robert B. Dilts – Die Magie der Sprache
Buch: Robert B. Dilts – Die Veränderung von Glaubensystemen

Krebs – Wie werde ich wieder gesund?

Krebs

http://www.neue-medizin.de/html/krebs.html

Buch: Prof. Dr. med. Richard Beliveau, Dr. med. Dennis Gingras – Krebszellen mögen keine Himbeeren

Buch: Sabine Pork – Ernährung bei Krebs:

Buch: Christian Meyer-Esch – Insider-Heilverfahren gegen Krebs

Buch: Roland Dehmlow – Sauerstoff-Ozon-Therapien:

Buch: Paula Horan – Ozon der unsichtbare Heiler:

Zeitschrift: Spektrum Kompakt: Immuntherapie

Buch: Michel Siebels, Olaf Anselm – Immuntherapie bei Nierenkrebs:

Buch: Claudius Christopher Rauscher – Praxisorientierte Immundiagnostik und Immuntherapie bei Karzinomerkrankungen

Herstellung und Verlag:
BoD – Books on Demand, Norderstedt
ISBN: 978-3-7481-9695-2